U0345029

有胃气则生

董学军◎著

扶阳中土论即中气决定论系列

华夏出版社
HUAXIA PUBLISHING HOUSE

图书在版编目（CIP）数据

有胃气则生 / 董学军著．--北京：华夏出版社有限公司，2020.10
ISBN 978-7-5222-0003-3

Ⅰ．①有…　Ⅱ．①董…　Ⅲ．①胃气－研究　Ⅳ．①R223.1

中国版本图书馆 CIP 数据核字（2020）第 169237 号

有胃气则生

作　　者	董学军	
责任编辑	梁学超　韦　科	
责任印制	顾瑞清	

出版发行	华夏出版社有限公司	
经　　销	新华书店	
印　　刷	三河市少明印务有限公司	
装　　订	三河市少明印务有限公司	
版　　次	2020 年 10 月北京第 1 版　　2020 年 10 月北京第 1 次印刷	
开　　本	710×1000　1/16 开	
印　　张	10.25	
字　　数	103 千字	
定　　价	69.00 元	

华夏出版社有限公司　地址：北京市东直门外香河园北里 4 号　　邮编：100028
网址：www.hxph.com.cn　电话：（010）64663331（转）
若发现本版图书有印装质量问题，请与我社营销中心联系调换。

序

养生即养胃气

人们对"养生"这个词并不陌生，养生的目的是使身体健康，从而延长寿命。然而，真正的养生之法，终究有几人能求得？

清代著名医家卢铸之说："医必先明理法，而后可言方药。"这里的"理"，可以理解为"原理"。一名医术高超的中医，一定是明白中医原理的。那么，养生的原理是什么？从逻辑上来理解，从养到生，中间是有一个介质的，一定是人体养了这个介质，才使人得以生，从而可以延年益寿。但我们往往停留在对"养生"概念的笼统理解和认识上，并未深入探讨养与生之间的介质是什么，因此，从古至今，人们难得养生之法。

中医学其实是一门养生学。《素问·上古天真论》讲道："上古之人，其知道者，法于阴阳，和于术数，食饮有节，起居有常，不妄作劳，故能形与神俱，而尽终其天年，度百岁乃去。今时之人不然也，以酒为浆，以妄为常，醉以入房，以欲竭其精，以耗散其真，不知持满，不时御神，务快其心，逆于生乐，起居无节，故半百而衰也。"

历代医家、学者对其他医典古籍进行批判、论证，唯有对《黄帝内经》只能研读，并将其尊奉为"医源"。因为《黄帝内经》是对生活、自然所见所闻的客观描述，不评论、不定论，看到是什么样，就描述成什么样。

《黄帝内经》描述了人的生命过程是人体内的气血不断生化、存储，又不断耗散、损毁的过程。当有一天，人体对气血的生化、存储跟不上对其耗散、损毁的速度时，人的生命就将终结，而在这个过程中，人体就会表现出各种疾病的症状。

因此，《素问·上古天真论》中讲的"法于阴阳，和于术数，食饮有节，起居有常，不妄作劳"，是人体气血得以正常生化、存储的基本条件，满足这个条件，人体才能"形与神俱"，也就是达到"阴阳平衡"。人体阴阳平衡就无病，阴阳失衡就有病，这是人体的生理规律，也是中医辨证论治的基本原理。

那么，对应到人体的五脏六腑，哪一个是人体气血的生产来源？脾胃！"脾胃是气血生化之源"，《素问·经脉别论》曰："饮入于胃，游溢精气，上输于脾，脾气散精，上归于肺，通调水道，下输膀胱，水精四布，五经并行，合于四时五脏阴阳，揆度以为常也。"

水谷也就是食物入胃以后，经过温煦腐熟，其中营养精微物质通过其游溢布散，输送于脾，脾对精微布散转输，上归于肺，肺主清肃而司治节，肺气运行，通调水道，使糟粕下输于膀胱，排出体外。如此则水精四布，外而布散于皮毛，内而灌输于五脏之经脉，并能合于四时寒暑更替和五脏六腑阴阳，做出适当的调节，这是经脉的正常生理现象，也是人体对饮食的消化吸收过程。

由此我们看到，脾胃作为后天之本，是人体气血生化之源，是人体经脉运行的"第一站"，是食物消化吸收的"桥头堡"。脾胃若出了问题，人体就会出现阴阳失衡，就会生病。而脾胃之气就是中医讲的真气、正气、阳气、元气、中气等，如果用一个名词来替代的话，即"胃气"，胃气强则五脏俱盛，胃气弱则五脏俱衰，所以《素问·平人气象论》中说："平人常禀气于胃，胃者，平人之常气也。人无胃气曰逆，逆者死。"换言之，即人有胃气则生，无胃气则死。"食饮有节，起居有常，不妄作劳"便是为了顾护人体的"胃气"。由此可知，养生养的那个介质便是"胃气"。

本书作者董学军老师提出"扶阳中土论"，其理论体系核心就是教人们如何去认识胃气，如何去保护胃气。通过胃气与先后天的关系、与阴阳的关系、与五行的关系、与病理的关系等，阐述胃气对人的重要性，从而也为广大医者指明了诊断治疗时的抓手。

所以董学军老师指出，扶阳中土论整个讲述下来归结为两个字——胃气；所有治疗方法总结下来也是两个字——温中。

脾胃属土，土寒不生，只有不断温煦脾胃，饮食水谷才能充分被腐熟，其精微物质才能布散周身、无处不至，濡养机体内外，"肾"才有精可藏。

　　但很多医者对这一点并没有充分地重视，治疗时往往依书定法，不求甚解，正如清代著名医家黄元御所说："医书不解，滋阴泻火，伐削中气，故病不皆死，而药不一生。"明确指出有些医者对医学不求甚解，滥用滋阴泻火的药，伤了患者的中气，导致有的患者不是因病而死的，而是医者错误用药致死。

　　黄元御又说："盖足太阴脾以湿土主令，足阳明胃从燥金化气，是以阳明之燥不敌太阴之湿，及其病也，胃阳衰而脾阴旺，十人之中，湿居八九而不止也。"说明湿气的生成是由于阳气的衰弱，"十人之中，湿居八九而不止"都是因为阳虚，所以由此可以看出扶阳的必要。当代著名中医大师李可老先生也说："阳虚者十之八九，阴虚者百无一二。"

　　因此，胃气足的人，才会营养足、气血足，从而气机条达、水升火降，机体百病不生。如果人的脾胃寒凉，就会寒凝血瘀、气机阻滞，寒凝在哪、血瘀在哪、气阻在哪，哪里就会出现问题，就会"百病由生"。

　　由于探明了中医学的核心原理，在总结历代医家对脾胃的论述和成果上，董学军老师本着大道至简的理念，将治病求本的"本"指向了人体的脾胃，于是提出了"扶阳中土论"，即通过温中扶阳的方法顾护脾胃、防御脾胃疾病，从而使人体达到健康无疾、长治久安，并经多年总结与整理形成了完整的理论体系。

　　当然，任何学术的建立，都是在实践中不断发展和完善的，希望业内人士对本书不断提出指导性意见，共同建设"扶阳中土论"，为我国宝贵的中医学添砖加瓦。

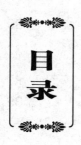

目录

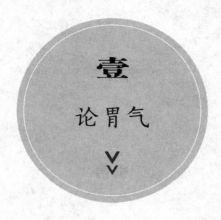

壹

论胃气

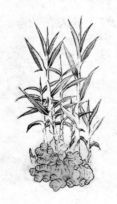

引言

虽然我们对脾、胃并不陌生，但要想真正看清胃气与人体的重要关系，还需从全面认识脾胃开始。

人出生后，在成长的过程中需要大量能量，而这些能量是通过饮食在脾、胃的作用下经过运化、转化而来。因此中医认为：脾、胃在中焦，五行属土，同为"气血生化之源"，是人体的后天之本。

重点阅读

✤ 胃气就是脾胃之气、中焦之气、水谷之气。

✤ 脾胃是气血生化之源，人的气血精神都是由胃气所化。

✤ 脾胃在温热的状态下才能发挥生化之功，脾胃寒凉不生不化，疾病随之而来。

✤ 人的脾土、胃土变寒，生化之机减弱，消化吸收减弱，继之而来的是气血亏虚。

✤ 胃气不足首先是脾胃的功能下降，气血化生异常，反过来胃气会更加虚损，于是就会调用体内胃气的储备，导致出现骨质疏松、肌肉松弛、浑身乏力、畏寒怕冷等症状。

✤ 脾胃强，则气血旺，气血旺，则人健康无病；脾胃衰，则气血衰，气血衰，则人病；脾胃败，则气血败，气血败，则人死！

✤ 胃肠道的温热是人体生命的自然环境。

✤ 人的脾胃运化腐熟功能不好，是治疗中的最大障碍。

✤ 抓住了胃气，就是抓住了中医的根本。

一 胃气之名

何为胃气？

胃气的定义可以从狭义与广义两方面来看。由于胃气首先由水谷在脾胃中运化而生，因此从狭义来看，胃气就是脾胃之气，而脾胃在中焦，亦称中焦之气，即中气。从广义来看，人体周身内外、五脏六腑、九窍百骸、筋脉气血等皆赖胃气充养、推动、固摄，因此，胃气也就不仅仅是对脾胃之气的定义。这就使中医学出现了一个有趣的现象，一个概念被冠以若干不同的名称，这个现象从《灵枢·决气》中便有体现："余闻人有精、气、津、液、血、脉，余意以为一气耳，今乃辨为六名，余不知其所以然。"意思是黄帝问岐伯："我听说人有精、气、津、液、血、脉，我认为这就是'一气'，为什么现在分出六个名称呢？我不知道这是为什么。"

由于名称的不统一，后学者往往会被不同的名称迷惑，从而出现概念的混淆，这也是人们认为中医难学的原因之一。因此，对于"胃气"的定义，历代医家说法不一，在人身各种"气"的名称之间辨析不清。

直到"金元四大家"之一的"脾胃学说"创始人李东垣在《脾胃论·脾胃虚则九窍不通论》中把胃气归纳为："胃气者，谷气也，荣气也，运气也，生气也，清气也，卫气也，阳气也。又天气、人气、地气，乃三焦之气，分而言之则异，其实一也，不当做异名异论而观之。"

李东垣对胃气的定义统一了人们对胃气的认识，当然，这样的归类并非牵强附会，也并非仅仅为了名称的统一而统一，实在是中医学本身需要厘清的一件事情。中医火神派的创立者郑钦安说："人身一团血肉之躯，阴也，全靠一团真气运行其间。"

张景岳在《类经·邪变无穷》中也讲道："真气即元气。气在天者，受之于鼻而喉主之；气在水谷者，入于口而咽主之。然钟于未生之初者，曰先天之气；成于已生之后者，曰后天之气；气在阳分，即阳气；在阴分，即阴气；在表曰卫气；在里曰营气；在脾曰充气；在胃曰胃气；在上焦曰宗气；在中焦曰中气；在下焦曰元阴、元阳之气，皆无非其别名也。"

《灵枢·刺节真邪》中说："真气者，所受于天，与谷气并而充身者也。"这说明真气的本身禀受于先天，与水谷饮食之气合并而成，但由于它的分布情况和作用不同，因此有了多种不同的名称。

所以，对于这团"真气"，若仅将其视为先天之气便不全面，要知道，人的先天之气是从父母那里得来，作为胎元孕育的"火种"，自出生后，人的生命皆靠后天中焦化生的胃气源源不断地濡养身体内外，否则人就会枯竭而死，因此李东垣说："真气又名元气，乃先身生精气也，非胃气不能滋之。"

这就像阴阳的一体两面，这团真气即元气、精气，又是胃气，而人的生命过程即元气、精气不断耗散的过程，也是胃气对其不断充养、固摄的过程，因此，《素问·玉机真脏论》中说："五脏者，皆禀气于胃；胃者，五脏之本也。"

由此可见，中医学中某些概念的名称不仅需要统一，还需要辩证地统一，因此，黄帝说的"一气"，张景岳、郑钦安讲的"真气"，其实都是李东垣定义的"胃气"，这也是本书中要讲述的"主角"。

二　饮食与胃气

"土爰稼穑，稼穑作甘，谷味之甘者，秉土气也。五谷香甘，以养脾胃，土气充盈，分输四子，己土左旋，谷气归于心肺，戊土右转，谷精归于肾肝。脾胃者，仓廪之官，水谷之海，人有胃气则生，绝胃气则死。胃气即水谷所化，食为民天，所关非细也。"这是清代著名医家黄元御在《四圣心源·天人解》中对脾胃与水谷关系的论述，他明确指出，胃气就是水谷之气，是人生命的根本。

学习中医的途径，一需"明理"，二要重视"逻辑"。人身靠胃气滋养，"气行，则血行"，胃气由水谷化生而来，脾胃乃水谷之海，因此"饮食入胃"何其重要。

古人对于饮食是很讲究的，我们熟知的孔子有"八不食"，"食钮而蚀，鱼馁而肉败，不食；色恶，不食；臭恶，不食；失饪，不食；不时，不食；割不正，不食；不得其酱，不食；沽酒市脯，不食。"意思是粮食陈旧了不吃，鱼和肉不新鲜了不吃；食物变了颜色不吃；食物变了味不吃；食物未做熟不吃；未成熟的五谷、果实或反季节的食物不吃；肉切得不方正不吃；没有酱的食物不吃；从市场上买回来的酒和腊肉不吃。

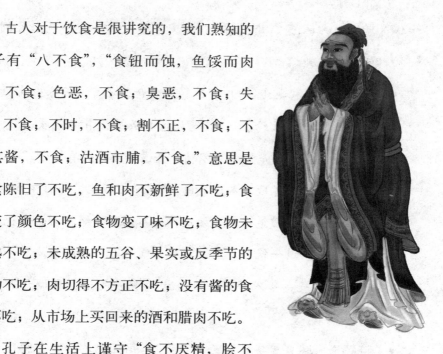

孔子在生活上谨守"食不厌精，脍不厌细"的原则，虽然"八不食"在如今看来，有的已不适用于大众生活，但从中我们可以看出，古人对饮食的重视和讲究程度。而如今在一日三餐中，有多少人会根据自身的健康状况合理搭配饮食？有多少人是为了满足口腹之欲而盲目地暴饮暴食？中医讲"贪凉饮冷，伤中败胃"，便是不重视饮食的后果，脾胃一伤，胃气一败，百病由生。

中医典籍中，古人对饮食水谷之于人体关系的论述更加精妙，列举部分如下：

- 《灵枢·玉版》曰："人之所受气者，谷也；谷之所注者，胃也；胃者，水谷气血之海也。"

- 《素问·平人气象论》曰："人以水谷为本，故人绝水谷则死，脉无胃气亦死。"

- 《素问·灵兰秘典论》曰："脾胃者，仓廪之官，五味出焉。"

- 《素问·生气通天论》曰："是故谨和五味，骨正筋柔，气血以流，腠理以密，如是则骨气以精。谨道如法，长有天命。"

- 《医宗必读·脾胃后天本论》曰："盖婴儿既生，一日不食则饥，七日不食则肠胃涸绝而死。经曰：安谷则昌，绝谷乃亡。犹兵家之饷道也，饷道一绝，万众立散；胃气一败，百药难施。一有此身，必资谷气，谷入于胃，洒陈于六腑而气生，和调于五脏而血生。"

- 《脾胃论·脾胃虚实传变论》曰："元气之充足，皆由脾胃之气无所伤，而后能滋养元气。若胃气之本弱，饮食自倍，则脾胃之气既伤，而元气亦不能充，而诸病之所由生也。"

- 《景岳全书·杂证谟·脾胃》曰："凡欲察病者，必须先察胃气；凡欲治病者，必须常顾胃气。胃气无损，诸可无虑。"

综上所述，饮食、脾胃、胃气、机体，次序鲜明，又浑然一体，一荣俱荣，一损俱损，正如《大学》所云："物有本末，事有终始。知所先后，则近道矣。"

三 饮食运化路径

《素问·经脉别论》中为我们清晰地描述了饮食水谷在人体内运化的线路。

【线路】

●食气入胃，散精于肝，淫气于筋。食气入胃，浊气归心，淫精于脉。脉气流经，经气归于肺，肺朝百脉，输精于皮毛。毛脉合精，行气于腑，腑精神明，留于四藏。气归于权衡，权衡以平，气口成寸，以决死生。

●饮入于胃，游溢精气，上输于脾，脾气散精，上归于肺，通调水道，下输膀胱。水精四布，五经并行。合于四时，五脏阴阳，揆度以为常也。

【译文】

●五谷入胃，其所化生的一部分精微之气输散到肝脏，再由肝将此精微之气滋养于筋。五谷入胃，其所化生的精微之气，注入于心，再由心将此精气滋养于血脉。血气流行在经脉之中，归于肺，肺又将血气输送到全身百脉中去，最后把精气输送到皮毛。皮毛和经脉的精气汇合，又流入腑，腑中精微之气，通过不断变化，周流于四脏。这些正常的生理活动，都取决于气血阴阳的平衡。气血阴阳平衡，则表现在气口的脉象变化上，气口的脉象可以判断疾病的死生。

●水液入胃以后，游溢布散其精气，上行输送至脾，经脾对精微的布散转输，上归于肺，肺主清肃而司治节，肺气运行，通调水道，下输于膀胱。如此则水精四布，外而布散于皮毛，内而灌输于五脏之经脉，并能合于四时寒暑和五脏阴阳，做出适当的调节，这就是经脉的正常生理现象。

【点评】

通过饮食在人体中运化的线路，我们可以看清食物在人体里的消化吸收等代谢过程，告诉人们对"入于胃"的食物要经常进行调节，以达到合于四时五脏气血，阴阳平衡的目的。

四　胃气与人体的关系

饮食水谷于脾胃中化生胃气，脾胃在中焦，因此胃气亦称为中气；脾胃在五行中属土，因此胃气又称为土气。因为历代医家对胃气的称谓不同，故在此再次说明，以防学习者理解错乱。

"土生万物"是自然界的属性，但也受制于环境的影响。当自然界风调雨顺、阳光充沛的时候，万物就能生长、收藏，物产丰富，人们丰衣足食；当气候不正常的时候，比如连年干旱或者发生洪灾时，人们就可能受到饥荒的困扰。

此现象对应到人体中亦然。当人的脾胃功能正常，消化好、吸收好，人的胃气就充足，气血旺盛，水升火降，阴阳平衡，则无病。当脾胃功能出现问题的时候，就会气血亏虚，导致阳气不足、正气不足，各脏腑的功能就会失调，比如由于气血不足没有能力清运肺内的痰湿，使痰湿阻滞气机，郁而化热所产生的肺热，以及肝郁、肾虚、心悸等各种病症，都是因为气血亏虚产生的连锁反应。这时医者的辨证论治就千差万别，也就有了百家争鸣的学说。

其实中医学来源于生活之中，其原理并没有那么复杂，黄元御提出："脾为己土，以太阴而主升，胃为戊土，以阳明而主降，升降之权，则在阴阳之交，是谓中气。气统于肺，血藏于肝，肝血温升，则化阳神，肺气清降，则产阴精，五脏皆有精，悉受之于肾，五脏皆有神，悉受之于心，五脏皆有血，悉受之于肝，五脏皆有气，悉受之于肺，总由土气之所化也。"

这就是告诉我们，因为脾胃是气血生化之源，人的气血精神都是由土气所化，也就是由脾胃所化，这一认识在黄元御的书中贯穿始终。他在《四圣心源·天人解》中说："阴阳未判，一气混茫，气含阴阳，则有清浊，清则浮升，浊则沉降，自然之性也。升则为阳，降则为阴，阴阳异位，两仪分焉。清浊之间，是谓中气，中气者，阴阳升降之枢轴，所谓土也。"进一步说明决定阴阳升降的枢轴是中气、是土气，也就是脾胃之气。

郑钦安在《医理真传》中通过"五行说"对这一观点进行了更明确地阐述："人身与天地无异，天地以五行之气塞满乾坤，人身以五脏之气塞满周身，何也？骨本属肾，而周身无处非骨，筋本属肝，而周身无处非筋，血本属心，而周身无处非血，肌肉本属脾，而周身无处非肌肉，皮毛属肺，而周身无处非皮毛。以此推之，五行原是一块，并非专以左肝、右肺、心表、肾里、脾中为主。盖以左肝、右肺、心表、肾里、脾中者，是就五行立极之处言之也。若执五方以求五行，而五行之义便失，以五行作一块论五行，五行之义即彰。五行不出二气之中，二气即在五行之内。二气乃人身立极主宰，即生五行，又以五行为归。然五行之要在中土。火无土不潜藏，木无土不植立，金无土不化生，水无土不停蓄，故曰：土为万物之母。后天之四象咸赖焉，不独后天之四象赖之，而先天立极之二气，实赖之也。故经云：无先天后天不立，无后天先天不生。"

综上所述，人体的阴阳是胃气升降的轨迹，胃气升起来为阳，降下去为阴，升降一周的圆形轨迹中的上、下、左、右、中即产生五行的方位，但实际上，中医里的五行不是以方位来论的，火、木、土、金、水，分别对应五脏的心、肝、脾、肺、肾，相生相克，本为一体，而又以中土为要，阴阳、二气、四象、五行皆赖胃气充养、固摄、推行。因此，胃气运行到肝，就是肝经的气血，能主疏泄；运行到肺，就是肺经的气血，能主气司呼吸、调百脉，主通调水道等；运行到肾，就是肾气，能主骨生髓、养脑等，同时也能主收藏；如果胃气作用于胞宫，则能令"月事以时下"，孕育胎儿。

这就是"胃气"的作用！黄元御说："脾升则肝肾亦升，故水木不郁，胃降则心肺亦降，金火不滞，火降则水不下寒，水升则火不上热。平人下温而上清者，以中气则善运也。"水升火降决定于中气，也就是胃气，所以胃气健运是人健康的标准，胃气旺则无病。因而笔者认为，土生万物就是中医的核心；土败不能生万物，就是病理的核心；土又能生万物，就是医理的核心。

五 胃气虚弱的症状

当胃气不足的时候会怎样呢？黄元御说："戊己升降，全凭中气，中气一败，则己土不升而清阳下陷，戊土不降而浊气上逆，此阴虚阳虚之所由来也。"说明阴阳的虚损是由于胃气虚弱，导致阴阳升降失常而产生。

黄元御又说："中气衰则升降窒，肾水下寒而精病，心火上炎而神病，肝木左郁而血病，肺金右滞而气病，神病则惊怯不宁，精病则遗泄不秘，血病则凝瘀不流，气病则痞塞不宣。四维之病，悉因中气。"

胃气一衰，四维病起。换言之，人有病是因为胃气的衰弱！

若胃气不足，首先是脾胃的功能下降，气血化生异常，反过来胃气会更加虚损，于是就会调用身体内外各处的胃气储备，让储备在肌肉骨骼里面的胃气被调用，人就会出现骨质疏松、肌肉松弛、浑身乏力、畏寒怕冷、无精打采；

若胃气不足，不能运行气血上呈于脑，人就会出现脑转耳鸣、头晕头疼；

若胃气不足，不能升清，当清气出下窍时就会出现小便黄、尿频尿急；

若胃气不足，不能统摄下焦血液时，就会出现赤白带下。

对于脏腑来说，如果胃气不足，不能运行气血于肝，肝经气血不足，就会出现疏泄失常，肝郁气滞，肝阳上亢等；

胃气不足，不能供养于心，则心神失养，就会出现神志病变，如郁证、狂证等；

当胃气不足，土不生金时，就会出现肺气不利，容易感受寒邪等，出现咳嗽、气喘等症状。

不再一一列举。

郑钦安说："后天专重脾胃，人日饮食，水谷入脾胃，化生精血，长养神气，以助先天二气，二气旺，脾胃运行之机即旺，二气衰，脾胃运行之机即衰。然，脾胃旺，二气始能旺，脾胃衰，二气亦立衰。先后互赖，有分之无可分，合之不胜合者也。至于用药机关即在这后天脾土上。俗语云'病从口入'，是伤中之意也，予谓凡治一切阴虚阳虚，务在中宫上用力。"

这几句话很简明，但是道理说得很明确，给我们指出了治病用药的大方向，中焦胃气是和济水火之机，升降金木之轴，升清降浊之动力，气机条畅，升降正常，人则无病。若胃气不足，气机不调畅，则病生。病如此，医家用药也是如此，本着治病求本的原则，通过温中扶正，中焦旺盛，胃气充足，四维自然轮转，机体免疫力增强，很多症状便可通过身体自我修复而消除。

综上所述，笔者认为，人生命的根本在于脾胃，脾胃旺，则气血旺，气血旺，则人健康无病；脾胃衰，则气血衰，气血衰，则人病；脾胃败，则气血败，气血败，则人死！进而得出一个结论，治病就是治气，治气就是治脾胃之气，只要抓住脾胃，就抓住了生命的根本，也抓住了疾病的根本！

六 怎样顾护胃气

生活中，我们会看到这样一种现象，在吃了不洁净的食物后，有的人会出现上吐下泻的不适反应，有的人却全然无碍。为什么同样的"因"却产生了不同的"果"呢？答案就在胃气的强弱上。

吃了不洁净的食物后，出现上吐下泻的人，其脾胃必定虚弱，胃气不足，不洁净的食物进一步损伤了脾胃，身体就会出现不适反应；

而同样吃了不洁净食物却全然无碍的人，由于其脾胃强，胃气足，虽然不洁净的食物对他的脾胃有损伤，但他的脾胃却可以承受和抵御。

那么，人的脾胃是如何出现强弱之分、虚实之别的呢？

寻求这个问题的答案，首先要再回归到"土生万物"上来思考，土具备什么样的条件才能"生万物"？温热！

土壤温热的时候，大地上才能生长出花草树木，万紫千红，生机无限。寒凉的土壤里的植物则不生不长，就像冬天的北方大地上没有绿色，遍野萧条。

通过"取象比类"，人体的脾土、胃土也同样具备自然之土的特性，即当脾胃在温热的状态下才能生生化化；脾胃寒凉，不生不化，疾病随之而来。我们在量体温的时候会发现：口温、腋温、肛温，三个测量结果中，肛温温度最高，而肛温代表的是胃肠道的温度，这是人体需要具备的自然环境。

那么，人体为什么需要胃肠道的温热呢？

在炎热的夏天，放在外面的食物很容易腐烂坏掉。而在天寒地冻的冬天，食物放在外面几天也不会坏掉。这就给了我们一个提示，只有在温热的环境下，我们吃下去的食物才容易腐熟，腐熟得越充分，吸收越好，否则，就是"酒肉穿肠过"。吸收不多，营养从哪里来？气血从哪里来？没有充足的营养和气血，五脏六腑还要每天"工作""加班"，后果会怎样？

因此，在温热的胃肠道中，饮食水谷的腐熟运化才能正常，食物腐熟得越充分，吸收得越好，我们的营养越充足、气血越充足、阳气越充足。

然而，再看看现在人的饮食生活状态，冷饮、冰啤酒，随时可以吃到的反季蔬菜、瓜果，甚至抗生素和那些清热解毒、活血化瘀的药物等，哪一个不是在降低我们胃肠道的温度？哪一个不是在消耗我们体内的正气？

郑钦安在《医理真传》中说，病从口入指的是"伤中之意"，即把中焦伤了，那么中焦是脾胃，脾胃属土，怎么伤的？因寒凉而伤！

现在的人们喜欢贪凉饮冷，将寒凉的食物肆意地往脾胃里装，致使寒凉的食物破坏了胃肠道的温热环境，使人的脾土、胃土变寒，土一寒，生化之功减弱，消化吸收减弱，继之而来的是亏气、亏血、亏营养。亏三天、五天无所谓；亏三年、五年小有不适；时间再长人就出现眼窝发青、手脚冰凉、没精神、记忆力减退、脱发、失眠、烦躁，甚至出现异常的精神表现。对于女士来说，月经量变少；对于男士来说，困、累、疲乏、四肢酸软沉重，进而代谢变差，血脂增高，血糖增高，阳痿、早泄、遗精等症状继之出现。当亏了三十年、五十年后，五脏六腑长年气血不足，得不到充足的营养，还要坚持"工作"，它们累得相互之间功能无法协调，尿毒症、肝硬化，癌症等各种疾病纷纷找上了门，弄得医生手忙脚乱，家属哭天喊地。然而，病来如山倒，病去如抽丝。身体负荷越来越重，胃气亏得越来越多，再想恢复是相当难的，岂不痛哉！

因此，对于防病、治病需要树立一种思想，即《黄帝内经》告诉我们的以不变应万变的定律——"有胃气则生，无胃气则死"。胃气就是土气，土只有温热才能化气，寒和湿不能化气。所以，顾护胃气的关键是通过饮食或药物让我们的脾土、胃土温热起来。

七　疗效需过温中关

如今，市场上保胃气、健脾气的药物很多，如四君子汤、保和丸、香砂养胃丸、黄芪建中丸、当归建中丸、小建中丸、健脾丸，等等。人们为什么会选择这些药物保胃气呢？因为比较保险、毒副作用相对较小，且这些药物性温，方便使用，不容易出问题，不容易上火。其实这样保胃气是一种不求有功，但求无过的保守思维。这些药物是温而不热，像春天一样，用后便山花烂漫、芳草萋萋，医者见到这种疗效后也就止步不前了，没有进一步去探索！自然界告诉我们，一年四季，春夏秋冬，万物在温煦的春天里萌芽，但要结出果实，必须得经过夏天的温热才能发生质变，迎来金秋。

因此，疗效需过温中关，这也是疾病治疗中的重大课题。比如一个人低钙、低钾、低钠的原因，一是摄入不足，二是代谢过旺、消耗过多。比如老年人，其消化吸收能力本就很差，但五脏六腑要时刻进行工作，就得不断消耗，久而久之，把老年人的肌肉骨质消耗掉了，造成肌肉松弛、骨质疏松。而年轻人贪凉饮冷，伤中败胃，中焦一败，胃气不足、正气不足，脾胃运化腐熟能力差，导致吸收能力差，吸收不了还要不断地消耗，就造成低钙、低钾、低钠。

一般认为，当有这些症状出现时，解决的办法是补，补钙、补钾、补钠。但同样是补，有的人有效果，有的人没效果，其原因是人们忘记了最关键的一个要素，即脾胃的吸收能力。中焦虚寒、肚子冰凉的人，其脾胃不能腐熟运化，因此补进去的钙、钾、钠不能被有效吸收，也就达不到预想的效果。

由于骨质疏松、低钙、低钾、低钠、肌肉变松变软等都是胃气不足、中气不足导致，因此在补钙、补钾、补钠的时候，必须采取温中温阳的办法，让中焦温热起来，才能打开消化吸收这个关键环节，补的效果才会好。

笔者在一次讲课培训期间曾遇到一位低钾患者，当他找到我时，我建议他快点去医院，低钾如果造成呼吸肌麻痹会造成严重后果。因为当时已是深夜，学生们都劝笔者先临时给这位患者看看。没有办法，我只能用中医的思考方式为患者临时诊治。笔者见他怕冷，人偏于肥胖，属痰湿体质，经过沟通了解到他胃寒、消化吸收不好，于是给他开了重剂的桂附理中丸，同时配了一点利尿的药，让他服下后，便让同学们带他去了医院，结果还没走到医院就返了回来，原来这位患者好了，而且没有耽误第二天上课。

第二天课上，在提问环节中，学生们问笔者："一剂桂附理中丸加利尿的药为何能治好低钾？"笔者给学生们打了一个比方，比如一杯水里含的钾的浓度低，即低钾特征，我没有条件往里加钾，但是我通过利尿的办法祛水祛湿，通过温中的办法蒸发水气，同时通过温中的办法让他的消化吸收好起来，这时他体内的钾的浓度就会相对提高。因此笔者没有直接去给患者补钾，却达到了治疗低钾的效果，关键在于笔者注重了吸收这一环节。

人的脾胃属土，只有温热才能腐熟水谷，水谷腐熟得越充分，吸收得越充分，营养才越丰富，明白这个道理后，再治疗低钙、低钾、低钠才会有良好的效果。

八　温中减肥才是科学的

现在的很多人，不但不注重对脾胃吸收功能的强化和保护，反而肆意地破坏。时下减肥成风，无论男女老幼，许多人都认为自己胖，都想尽各种办法减肥，减得青筋暴露、肌肉松软，脾胃衰弱，乏力没精神，一些女孩甚至出现月经量少或者闭经的情况，这种用生命为代价换来的减肥成果有何意义？

对于减肥，很多人走进了误区，单从"胖"与"瘦"的字义上解释："胖"字之所以"月"加"半"，这里的"月"字旁在古字里叫"肉月"旁，在篆书里，这个"月"还是"肉"的写法，后来篆书演变成隶书时因偏旁讹变而变成"月"旁。所以从字义上讲，这个"月"是"肉"的意思，"肉""半"加起来的意思就是肉比一般人多了一半，当然就是肉多了，会意一下，"肉多"自然就是"胖"了。人身体中除心以外，肌肉、骨骼、膀胱及五脏六腑中的肝、脾、肺、肾、胃、胆、肠等字都带有"月"字旁。

而"瘦"字之所以用"疒"旁，是因为古人认为太瘦是一种病态表现。现代医学也认为，瘦的确跟很多病有关，所以"瘦"字带"疒"旁是人们认为太瘦不正常。古人认为胖是健康的，而瘦是病态的。

但很多人非要把自己搞瘦，这不就是在找"病"吗？瘦字是病字框中一个"叟"字，即老人。消瘦的老人，气血俱亏，容易生病。因此，正常的年轻人不应该过度减肥，如果必须减肥应该用温中温阳的方法，因为肥胖人多痰湿，用温中温阳的方法断了痰湿水饮的根源，代谢完成之后，人自然就会正常地瘦下来，所以该胖的则胖，该瘦的则瘦，应双向调节。

笔者小时候家里很穷，有钱买肉没钱买油，母亲很聪明，专买连油带皮的肥肉，回到家里，把锅烧热，把肥肉往里一放，用铲子一压一挤，滋滋啦啦地，肥肉马上变成"瘦肉"，立刻达到"减肥"的效果。用温阳温中的方法减肥，虽然没有把身上的肥肉烧得滋啦响，但是阳光一到，雪化冰融。不伤正气、不伤元气的减肥方法才是科学的，因此，日常生活中的一些现象足以反映中医的原理。

为此，我们的老祖宗在几千年前就将药食同源引到了人们的生活中，比如做饭时常用的葱、姜、蒜、辣椒、五香面、花椒粉等不单单是调味品，它们还是温热的药物，它们进入人的脾胃中，让人的脾土胃土为之振奋，为之温热，从而促进消化吸收、加快新陈代谢，最终实现人体的自我修复。

通过上述对补钾和减肥这两个案例的分析，我们看到，无论是补、是减，还是治，要想有好的疗效，首先要过温中关，脾胃一温热，胃气一足，气机打开，水升火降，消化好、吸收好，身体可以自然运化，才能实现补得进去，减得下来，达到效果。这就是温阳扶正的意义，也是"扶阳中土论"即"中气决定论"的内涵。

但有些急功近利的人，病倒后，输点抗生素，身体一舒适，就认为病好了。没有人去想，病治好了，命保住了吗？就像头上落了一只蚊子，用手轻轻一拍，或者将其拍死，或者将其拍走，但如果你非要拿铁锤去砸，结果是把蚊子砸死了，脑袋也砸坏了，治病不能这样。

因此，只要我们注重温补脾胃、顾护胃气，我们的气血就旺盛了。气血旺盛，身体自然能抗邪、能自我修复。但当我们用药不正确的时候，不但不能帮助身体抗邪，反而干扰了正气抗邪。这就是很多医生用药，病情易反复，疗效时好时坏的原因。

另外，在温补脾胃的同时可对方剂稍做加减，肝气不舒的，佐以舒肝；肺气不利的，佐以利肺；肾气不足的，佐以填精补肾等，还有活血、行气、祛痰、祛湿等随手可用，变化无穷，这就是"郑卢医学"所说的"法无定法，法可变法"。但无论怎么用、怎么变，需要注意的一点是，加减中的方剂是治标的，所以中病即止，不可过量，过则伤正。

学思践悟

❖ 不重视胃气的医者，是因为忘记了中医的根本，这也是导致疗效不好的原因之一。

❖ 土生万物是中医的核心；土败不能生万物，是病理的核心；土又能生万物，是医理的核心。

❖ 只温不热的药物像春天一样，用后便山花烂漫、芳草萋萋，一些医者到此止步不前。自然界告诉我们，温煦的春天产生了疗效（治标），但要经过夏天的温热才能发生质变、迎来金秋（治本）。

❖ 温补脾胃，气血才旺盛。气血旺盛，身体自然抗邪。如果用药不正确，不但不能帮助身体抗邪，反而会干扰正气抗邪，导致疗效时好时坏。

❖ 不伤正气、不伤元气的减肥方法才是科学的。

❖ 寒凉的食物和药物会破坏人体胃肠道的温度，造成消化吸收功能减弱、气血衰少，久而久之诸病由生，这是病之来源。

❖ 水升火降取决于胃气的推动，胃气健运是人体健康的保障。

贰

胃气与先后天

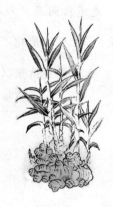

引言

何为先天？何为后天？

《灵枢·决气》曰："两神相搏，合而成形，常先身生是谓精。"

《灵枢·经脉》曰："人始生，先成精，精成而脑髓生，骨为干，脉为营，筋为刚，肉为墙，皮肤坚而毛发长。"

综合上述两段经文可知，所谓"先天"，是指父母"两神相搏"之精及先天之精所化的先天之气，是遗传而来，为人体生命的本源，也可以说"先天"指人体受胎时的胎元；"后天"是指"精成"以后，即"脑髓生，骨为干……皮肤坚而毛发长"，也就是受精卵以后的整个生命发育过程。

重点阅读

❖ 对于先后天谁最重要的问题，落在脾胃上才最重要。

❖ 只有靠胃气滋养人才能产生"精"，男人产生男人的精，女人产生女人的精。

❖ 女人的胞宫就像大地一样，受精卵就像种子一样，土寒不生。死精症、女子孕酮低、卵泡不发育等都是精有变化，只有通过调胃气，让"土地"热起来，改变体质和发育环境，才能万木丛生，开花结果。

❖ 在现代社会，各种欲望的诱惑和刺激让人内心无法安静，压力大、贪凉饮冷、丰富多彩的夜生活使人的精神气血纳入少、消耗多，虽然也养生、也锻炼，但其正气的存量仅能够维持生命，一旦有邪气侵入，由于正气没有多余的存储，一消耗就不足了，病也就产生了。

❖ 肾虚不是指肾气虚，而是指胃气虚。肝血指的不是肝血，肝的生理功能是藏血，生血在脾胃，脾胃把血化生好了藏在肝里，这也是肾藏精的另外一个表现。

❖ 当人的肾功能损伤比如尿毒症或者肾萎缩等病变出现的时候，不能仅仅盯着去治肾，而应该改变肾的环境、改变体质。环境和体质一改变，肾的气血一充足，肾的功能得以恢复，这样肾病才会得到控制、得以治愈。

一　胃气与先后天的关系

先天之本在肾，后天之本在脾胃。

随着中医学的发展，先后天谁更重要的话题一直被业界争论不休，今天，笔者从扶阳中土论的角度做一下个人分享。

有些医家认为，先天之本肾气最重要，因为"坎中一阳乃人生立命之根本"，坎中一阳即肾中阳气，正是因为先天肾气如此重要，所以一些医者才盯着肾气，在治疗中不忘补肾。可是肾气怎么能补得上来？如果能补的话，是不是有钱买补肾药物的人肾气都足？事实证明，并非如此。

还有医家认为，先天肾气最重要的原因是"肾主封藏""肾可藏精"。

那么精是什么？男人的精子，女子的月经、孕酮、卵子，包括骨髓等都属于"精"的范畴。精从哪生？小孩刚出生时没有产精的能力，但是出生后，"哇"一声啼哭，肺气一通，然后就开始吃奶、吃饭，一直吃到女子二七（14岁）、男子二八（16岁）的时候才有精可以孕育胎儿。

《素问·上古天真论》中说："女子二七而天癸至，任脉通，太冲脉盛，月事以时下，故有子；男子二八，肾气盛，天癸至，精气溢泻，阴阳和，故能有子。"人从出生一直到16岁，每天都要做的一件事情就是吃喝，因为只有靠胃气滋养人才能产生"精"，男人产生男人的精，女人产生女人的精，这就是精的产生过程。

因此，人没出生之前，是靠父母之精气，靠肾精元气来滋养，但人出生之后，要靠脾胃之气来滋养。元代著名医家李东垣指出："真气又名元气，乃先身之精气，非胃气不能滋之。"明代著名医家张景岳说："人始生，本乎精血之源，人之既生，由乎水谷之养。非精血无以立形体之基，非水谷无以成形体之壮，精血之司在命门，水谷之司在脾胃，本赖先天为之主，而精血之海又必赖后天为之资。"

由此可见，人从出生开始一直到此后的整个生命过程，脾胃都是人体安身立命的根本，人的日常饮食水谷于脾胃中腐熟运化为气血精气，通过"脾气散精"转输至全身各脏腑组织，使"目得之而能视，耳得之而能听，手得之而能握，足得之而能步，脏得之而能液，腑得之而能气。"

因此，不能机械地区分先后天到底谁最重要，而是要认识到，先后天前后相接才组成整个生命过程，在这一过程中，它们各自承担着使命，相荣共生。

所以《医理真传·卷二》指出："无先天而后天不立，无后天而先天亦不生。"意思是没有先天父母之精气，即没有先天肾气、元气，就没有后天这个"人"；没有后天脾胃之气的滋养，先天不能生、不能长、不能化。

由此可见，人从出生之后是生活在后天中的，而在后天的整个过程中，脾胃起着主导作用，只有靠着源源不断的胃气的充养，人才能健康长寿。所以对于先后天谁最重要的问题，落实在脾胃上才是最重要的。

二　肾藏的是什么

肾为藏精之府，每个人的身体自身都能产生精，因此，女人怀孕是最正常的事情，可为什么很多女人怀不上孕？因为土寒不生。女子的胞宫就像大地一样，受精卵就像种子一样，若女子的身体太寒、胞宫太寒，就不利于种子生根发芽，所以无法怀孕，男人同样如此。

中医把阴阳五行引入人体中，采用的是"取象比类"之法。用生活中的"象"去看，比如种地，同一天播种，同样的种子，同样施肥，同样的水分，但是挨着防风林旁边的几垄庄稼长势不旺，到了秋天可能连果实、籽粒都没有，而远处辽阔大地上的庄稼却长得好，到了秋天会果实丰满。

同一片天地，同样的条件，为什么结果不一样？因为靠近防风林的庄稼被高大的树木遮挡了阳光，其土太寒；树根又抢去了土壤中的营养，其土太贫。由这种"象"对应人体来说，就是脾胃虚寒，消化吸收不好，身体又寒又湿、营养不足，导致产生精子、卵子的器官发育不好，不能产生正常的精子、卵子。

实际上，死精症、女子孕酮低、卵泡不发育等都是精有变化，怎样去调？只有调胃气。胃气一旺盛，"土地"一热，体质发育环境一改变，万木丛生，山花烂漫，芳草萋萋，自然就能够开花结果，故而可以生育。

所以，真正让精生长发育的是胃气！不要直接奔着精去，不要直接补肾填精。只有胃气旺盛、消化吸收好、气血充足的人，肾才有可藏的东西。如果一个人胃气不旺盛，气血处于亏虚的状态，肾不但藏不了东西，还会往外泄。像一些修道的人，他们追求的状态是平心静气、无欲无求，修掉贪嗔痴，当达到这种状态的时候，身体功能都恢复正常，于是消化吸收好、气血足，肾就有东西可藏。

所以肾藏的是什么？藏的不是我们认为的精，或者说有一个额外的叫"精"的东西藏在我们的肾里，而是肾把人的胃气、正气、元气收藏起来；当然，也并非藏在身体的某个部位里，而是人的周身各处，包括人的骨骼和肌肉，都是肾藏精的处所。

现在城市里的很多"60后""70后""80后"，曾经生活在农村，很多在农村时闻所未闻的病症在城市中却经常碰到，而且印象中，在农村生活时也不太容易生病，原因就在于人进了城后，要奋斗，要有更好的生活，各种欲望的诱惑和刺激让人心无法安静；压力大，贪凉饮冷，丰富多彩的夜生活使人的精神气血收入少、消耗多，虽然也养生、锻炼，但其正气的存量仅能够维持生命，一旦有邪气进入，由于正气没有多余的存储，一消耗就亏虚了，病就产生了。所以，肾主封藏，首先要有饮食水谷通过脾胃受纳，然后生化出气血精微，布散周身，否则肾就无物可藏，就像一座空房子。

三 肾病的调控点在中焦

传统中医认为，肾气在下焦，因为肾在下焦，有"左肾右命门"，或者"肾间动气"之说，所以认为肾气、肾精、真阴、真阳、元阴、元阳等都在下焦。因此当一个人肾气亏损、元阴元阳亏损、真阴真阳亏损的时候，首先想到的必然是补肾填精，补下焦，认为补肾就能壮元、益肾、填精，这个认识上的误区可让我们在临证用药时出现偏差。

因为下焦的肾也是靠胃气滋养的，人的肾精、肾气、真阴、真阳并非仅在下焦，而是充斥于身体上下内外，无处不在的。

那么，医者应该怎样去正确地认识呢？我们这样想一下，一个人七到十天不吃饭、不喝水，肾气就会成为死肾气，元阴元阳就会成为死的元阴元阳，所以不管肾气在哪，不管元阴元阳在哪，调控它们的都是脾胃之气。因此，调控住了胃气便调控住了元阴、元阳、真阴、真阳。

怎么证明呢？看这样一个实验：一粒种子种在适宜的土壤中就可以发育成一株小苗，这株小苗和种子的关系即种子是小苗的先天，小苗是种子的后天。但当我们看见小苗的时候已经看不见种子了，因为种子的全部能量已经化融到小苗的全身各处。父母的精气就像这粒种子，当精气化生为人形，父母的精气即先天的肾气、元气并非藏在下焦，而是藏在我们的全身各处，这就说明肾气不止在下焦，你的身上的每一个细胞里都含有先天肾气、元气。

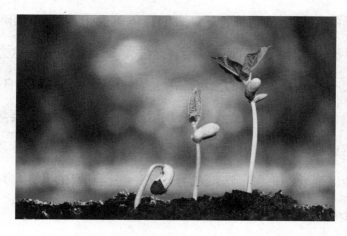

通过种子和小苗的例子我们发现，当看见小苗时就看不见种子，也就是当我们看见后天时就看不见先天，因为先天所有的能量已经融入在后天的身体中，于是笔者得出一个结论：讨论先后天谁更重要，并不是要将先后天分开来看，而是先天、后天融为一体，先天就是后天，后天就是先天，两者一荣俱荣，一损俱损。

这样的认识就给我们的治疗指明了一个思路：只要让后天旺盛，先天自然旺盛，也就是脾胃之气旺，先天肾气自然就旺。只有后天旺盛了，人的消化吸收好，胃气旺盛，气血充足，肾气才能充足，因此肾阳、肾气也要靠后天之本滋养。这样我们在补肾的时候，就不会只想到去补下焦，因为肾气已经充斥在我们的全身上下，因此补肾就要去抓它的调控点，即中焦脾胃。所以正确的补肾方法是调理胃气。

很多肾功能衰竭（肾衰）患者，治疗时想到的是换肾；一些血液病患者，治疗时想到的是换骨髓，这种认识会导致治疗上的偏颇。换肾、换骨髓无非都是换了土地上的小苗，如果土地的环境没有改变，换什么样的小苗都不容易长好。人的身体就像土地，体质出了问题，就像土质出了问题，不再适合万物的生长，而肾就是身体这方土地中的万物之一，如果身体中的土壤是黑土地、热土地，肾功能自然正常，如果变成了盐碱地、冷土地，就会出现肾功能异常，甚至要坏死，出现肾功能衰竭。这个时候如果依旧不去改变身体的环境、体质，换了肾也不能保证功能正常，这就是为什么一些换过肾的人几年后又出现肾功能衰竭，最终人财两空。

这个理念就指导我们不要只盯着肾去治，而要改变肾的环境、改变体质。环境、体质一改变，肾的气血一充足，通过一段时期的治疗，肾病就会得到控制甚至治愈。通过这种思维，用温中温阳的方法去治疗肾衰或淀粉样变肾病都可能收到良好的效果。

另外，肾虚不是指肾气虚，而是指胃气虚。肝血指的不是肝血，肝的生理功能是藏血，生血在脾胃，脾胃把血化生好了藏在肝里，这也是肾藏精的另外一个表现。

现在得哮喘的人很多，为什么很多医生治疗哮喘达不到预想的效果？一般都是因为错误地理解了哮喘的病机，没有把哮喘的病机窥透。

哮喘病机是"肾不纳气"，这也是我们最常用的病机，结果"肾不纳气"就把我们的眼光指向了"肾"，所以在治疗时就补肾填精、补肾纳气、温肾纳气等，这时用的药一般是冬虫夏草、蛤蚧定喘丸、都气丸或苏子降气汤等，效果甚微。

那么真正的"肾不纳气"怎么理解？第一，肺在上，肾在下，肾要想纳气，必过的通道是中焦。可当中焦受寒，脾胃虚寒时，中焦热胀冷缩，通道被堵塞了，那么再强的肾也纳不了气。第二，肾气就是胃气，胃气就是土气，土只有温热才能化气。中焦一热，胃气一足，肾气才足；中焦一热，通道打开之后肾才能纳气。所以真正治疗哮喘肾不纳气的病机关键点不在下焦，不在肾，而在中焦，在脾胃。当我们把这个问题想明白之后，治疗哮喘就变得很简单。

然而，在中医教学实践中，有些老师把先后天放到后面讲，甚至讲的时候一带而过，这是不对的，如果不重视先后天，无论在中医教学还是实践中都找不着、找不准大方向。

只有当我们明白了先后天的关系后，才知道后天之本有多重要，在处方当中才会照顾到后天之本，才会照顾到人的胃气，这才符合"有胃气则生，无胃气则死"的思想。

之所以要讨论先后天谁更重要，是因为医者在实践诊治中要有明确的抓手，也就是要知道诊治的调控点在哪里。先天之本没法调控，但后天之本可以调控。对于医者来说，不选择可调控的而选择不可调控的怎么能行？

由此，我们也知道如今为什么要强调"优生优育"了。父母有责任为子女创造一个良好的"先天之本"。如果父母有营养不良、身体透支的情况，或抽烟、酗酒等不良习惯，就会造成孩子"先天不足"，将影响孩子健康发育的基础，因为父母的后天决定下一代的先天。

附：坎中一阳实为胃气

为了进一步阐述坎中一阳与胃气的关系，现将笔者的一位师兄写过的一篇文章摘录下来，分享给读者朋友。

肾的繁体字写法是"腎"，上为"臤"，下为"月"。"臤"古作"贤"的意思，贤者，善也。"月"是水之精气。故言月者，亦言水也。所以，肾的造字上下合起来，正好印证了《老子》的"上善若水"这句话。善在上，水在下，老子的精神尽在其中。所以，坎水指的就是人体的肾，人的肾就是上善，就是坎。

《素问·六节藏象论》曰："肾者，主蛰，封藏之本，精之处也。"肾主蛰，蛰就是封藏的意思，封藏的就是阳气。肾为水藏，为坎藏。坎象是什么呢？就是两阴之中包涵一个阳。

所以，两阴之间封藏的就是阳。

何谓"精之处？"精是指阳气的封藏状态。阳气被封藏的那个地方就是"精"所处的地方。所以将"封藏之本"与"精之处"联系起来思考，"精"的涵义就更为清楚。坎中一阳，就是人体之"精"的封藏状态，"精"就封藏在这个坎卦里，被封藏的这个"精"就相当于人体的"核反应堆"或者叫"能量库"。

我们生存的地球，也相当于一个坎卦。地球的核心，也就是地核，类似于真阳、命火，它相当于地球的坎中一阳，以使我们地球的生气得以不断延续。这与人身真阳、命火的涵藏处有共通之处。

2013年5月，通过新实验，科学家已经确定地核的温度是6000℃，其炙热程度可与太阳表面相媲美。所以，地核（坎中一阳）就像一个巨大的核反应堆。

美国地球物理学家玛文·亨顿（J. Marvin Herndon）在他的理论中提出，地球是一个巨大的天然核电站，人类则生活在它厚厚的地壳上，而距离地球表面6437千米（约4000英里）深的地方，一颗直径达8千米（约5英里）的由铀构成的球核正在不知疲倦地燃烧着、搅动着、反应着，并因此产生了地球磁场，以及为火山和大陆板块运动提供能量的地热。

地球的真阳命火也寄藏于坎卦之中，埋藏于坤土里。我们现在使用的主要能源有石油、煤与天然气。这些能源要么藏于海底，要么深埋于土中，而且石油是以液体的，也就是与水相似的形式存在的，这些能源同样与坎有关，与坤有关。煤虽为固体结构，可是其色黑，同样脱不了与水、与坎卦的干系。

地球上的能源都无一例外地蕴藏于坎水中、坤体里。"善言天者必验于人"，这与人身之真阳命火非常相似。地球与人同样有生命，很重要的一个前提就是它有生气。这个生气就来源于潜藏在地心的真阳命火。有了这个地心，有了这个生气，有了这个真阳命火，地球以及地球上的植物和动物才会有生命。如果没有了这个生气，地球上的一切生命也都成了泡影。

《医理真传·坎卦》曰："坎为水，属阴，血也，而真阳寓焉，中一爻，即天也，天一生水，在人身为肾，一点真阳含于二阴之中，居于至阴之地，乃人立命之根，真种子也，诸书称为真阳。"郑钦安认为人体"水火互为其根，其实皆在坎也"。水火相交，阴阳升降之要的本源在于人身坎中真阳之气。

扶阳学派的理法方药，往往都离不开这个潜藏的坎中一阳。以火立极，指的是以这个坎中一阳立极，就是以真阳命火立极，以封藏的阳气立极，也就是以"精之处"立极。如果说四逆法被称为归极之法，那么填精法就是守极之法。

在医案《卢氏临证实验录》中，每案每方都离不开"桂枝尖引坎中之阳交于太阳""桂枝尖引坎中之微阳与土相接""桂枝尖拨开太阳透达少阴"这样的方解。扶阳学派用的就是这个坎中一阳。

先天坎中一阳乃宇宙中太和之气所化生，一旦注入人体也就变成后天了。实际上，所有的治病手段都是作用在后天，作用在人身上。人本一具皮囊，郑氏指出："脾乃后天之本内藏先天坎阳。"广义先天坎阳本为这一团真气，狭义即为肾间动气，即肾间相火，可人需要后天生存，因此脾显得至关重要，因此脾为人身之太极，可以这样说：在临床某种程度上脾可称得上坎中一阳！

学思践悟

❖ 医者在实践诊治中要有明确的抓手，也就是要知道诊治的调控点在哪里。先天之本没法调控，但后天之本可以调控。后天旺盛，先天自然旺盛。

❖ 肾藏的不是我们认为的精，或者说有一个额外的叫"精"的东西藏在我们的肾里，而是肾把人的胃气、正气、元气收藏起来；当然，也并非藏在身体的某个部位里，而是人的周身各处，包括人的骨骼和肌肉，都是肾藏精的处所。所以，如果一个人胃气不旺盛，气血处于亏的状态，肾不但藏不了东西，还会往外泄。

❖ 当一个人肾气亏损、元阴元阳亏损、真阴真阳亏损的时候，首先想到的是补肾填精，补下焦，认为补肾就能壮元、益肾、填精，这个认识上的误区，可以让我们在临证用药时出现偏差。因为下焦肾是靠胃气滋养的，人的肾精、肾气、真阴、真阳并非仅在下焦，而是充斥于身体上下内外无处不在。不管肾气在哪，不管元阴元阳在哪，调控它们的都是胃气，因此，调控住了胃气便操控住了元阴、元阳、真阴、真阳，补肾气实际是补胃气。

❖ 哮喘病机是"肾不纳气"，结果就把医者的眼光指向了"肾"，所以在治疗时就去补肾填精、补肾纳气、温肾纳气等，结果效果不稳定。因为治疗哮喘肾不纳气的病机操控点不在下焦，不在肾，而是在中焦，在脾胃。

叁

胃气与阴阳

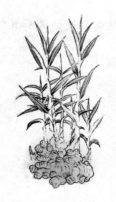

引言

　　每个人身上都有阴阳，但是一个人七到十天不吃饭不喝水，就会生病，因为阴阳失调失衡了。调控人体阴阳的方法是控制胃气，即控制饮食水谷之气。水谷之气旺盛，阴阳就旺盛，水谷之气衰竭，阴阳就离绝，人就会生病。

　　由此，笔者认为，阴阳就是胃气，调和胃气就是调和阴阳。

重点阅读

✤ 人体的阴阳是胃气所化，胃气就是阴阳，阴阳就是胃气。调阴阳就是调胃气，胃气就是土气，胃土只有温热才能化气。

✤ 人体或自然界中的阴和阳可以相互转化，阴是阳的蓄积态，把阳蓄积起来就是有形的阴，再把它释放出去，就变成无形的能量，就变成阳。

✤ 人从出生时开始不断地饮食，不断地消化，不断地吸收，得来营养。这些营养物质有消耗掉的，有蓄积下来的，蓄积下来的就变成了肌肉、骨骼，变成有形的阴精阴血，因此人身体的肌肉、骨骼都是胃气的储备，都是阳气的储备。

✤ 阳气能够温煦身体，能抗御外邪，能助气化，能维系阴阳协调等，可是阳气也很容易亏损。人身各部，但凡一处阳气不到就可能生病。

✤ 从阴阳平衡无病到阴阳失衡生病，是胃气不断亏损的过程；从阴阳失衡的生病到阴阳平衡的无病，是胃气在不断增长的过程。胃气旺盛的人阴阳平衡健康；胃气不旺盛的人，阴阳失衡，生病；胃气衰竭的人，阴阳离决，人死。

一　胃气运行生阴阳

古人认为万事万物皆有阴阳。阴阳最初的涵义很朴素，表示阳光的向背，向日为阳，背日为阴，它源自古代人民的自然观。古人观察到自然界中各种对立又相互联系的大自然现象，如天地、日月、昼夜、寒暑、男女、上下，等等，便

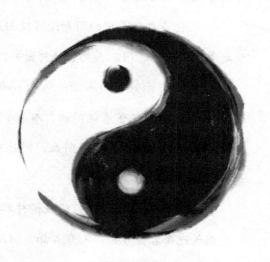

以哲学的思想方式归纳出"阴阳"这个概念，成为人类认识事物孕育、发展、成熟、衰退直至消亡背后的运行法则，是奠定中华文明逻辑思维基础的核心要素。

《太极图说》曰："二气交感，化生万物。""二气"即阴阳二气，万物的化生源于阴阳之间的相互作用，这一哲学思想始自先秦诸家，如《荀子·礼论》说："天地合而万物生，阴阳接而变化起。"指出阴阳交感是万物化生的根本条件，其中的"合""接""感应"等都具有相互作用、相互影响之意。

《道德经》曰"万物负阴而抱阳"，《易传》曰"一阴一阳谓之道"，

强调的都是阴阳一体两面，彼此互藏，交感转化，不可执一而定象。故曰："阴阳不二，以一而待之。一者太极是也，统领二物，相互作用，运化万千。"因此，古人认为世界的创生次序是：无极生太极，太极生两仪。两仪即天地，天地有阴阳。

古人归纳出阴阳的四对关系：阴阳互体、阴阳化育、阴阳对立、阴阳同根，指出了阴阳统一、对立和互化的三个特点。

阴阳是易学的基础，也是中医学的基础。中医认为，人体由阴阳气血组成，阴和血同属于一类，是物质基础；阳和气同属于一类，是功能和能量。中医强调人体的整体性，然后将整体分为对立统一的两个属性——阴阳。中医里的表里、寒热、虚实等都是疾病过程中所表现出的既对立而又统一的现象。

因此，中医学理论体系将阴阳学说的思想用于阐释人体的组织结构、生理功能及病理变化，指导疾病的诊断和治疗。但历代医家都没有把阴阳的概念阐述得很清晰，《素问·阴阳应象大论》中说："阴阳者，天地之道也，万物之纲纪，变化之父母，生杀之本始，神明之府也，治病必求于本。""天地之道也，万物之纲纪"这样的说法比较抽象，就像什么是春？文学上说"万紫千红总是春"，但是医学上不可以这样讲。

上学时，教材里写道：阴阳有偏盛有偏衰。阳偏虚，阳虚则寒；阴偏虚，阴虚则热，对应的治法是寒者热之，热者寒之。这个讲法看上去很完美，感觉没有瑕疵。但这个理论的基础是要知道什么是阴阳。

如果说人的身上有阴阳，它在哪里？有人说，上半身为阳，下半身为阴；左半身为阳，右半身为阴；后半身为阳，前半身为阴；脏为阳，腑为阴；表为阳，里为阴；男人为阳，女人为阴；单数为阳，双数为阴。古人用自然界中的阴阳映射人体的阴阳。

中医学的一个方法是将阴阳、五行引入人体，来解释人的生理病理及疾病治疗，指导临床用药。

笔者认为，人体的阴阳不是上下、左右、前后这样简单的，人体的阴阳是胃气所化，胃气就是阴阳，阴阳就是胃气。《黄帝内经》中有两个"死"，第一个是《素问·平人气象论篇》："平人之常气禀于胃，胃者平人之常气也，人无胃气曰逆，逆者死。"；第二个是《素问·生气通天论》中记载："阴平阳秘，精神乃治，阴阳离决，精气乃绝。"阴阳离决人会死，于是我们知道，阴阳离决＝没有胃气＝死，进一步等量代换，阴阳＝胃气。胃气由水谷运化而来，一个人七到十天不吃饭不喝水，阴阳就失调、失衡了，人就会生病。

二 "奉阴者寿"是对阳气的积蓄

根据以上理论，把阴阳和胃气对应起来的时候，中医研究中遇到的一些问题就很好解开了，对疑难病症的诊治就可能变得简单了。

　　笔者曾诊治过这样一位患者，其腋下出现瘀斑，并有不规则的肿块。很多医生无法确诊，如果用阴阳对应胃气的理论来分析，人生病就是阴阳失衡，如果把阴阳调平衡了，那么"阴平阳秘，精神乃治"，病自然就好了。

　　按照"扶阳中土论"的理论来看，阴阳就是胃气，调阴阳就是调胃气，胃气就是土气，胃土只有温热才能化气，因此用寒药不能化气，那么，对应的处方是桂附理中丸、白通四逆汤等温性之药。

　　所以，我们知道人生病就是阴阳不平衡，我虽然不会直接去治病，但会调阴阳，把阴阳调平衡了，则疾病自愈。《素问·阴阳离合论》说："夫阴阳者，数之可十，推之可百，数之可千，推之可万，天地阴阳者，不以数推以象之谓也。"这就是中医的思维，"取象比类"是中医理论的一个方面。

　　《素问·四气调神大论》曰："奉阴者寿。""奉阴者寿"是中医针对各种体质治疗疾病时遵循的一个方法，很多人对这句话的理解是"保护人体之阴，及时补阴的人才能长寿。"那么，怎么补阴？用什么补阴？生活中，当人口干的时候、跑步大汗淋漓的时候或者伤了津液、伤了阴的时候，会条件反射地去喝水，水才是最好的滋阴的东西。

　　庄稼离开水就会失去生命，鱼儿离开水就会死亡，人也一样，我们每天喝的茶，吃的水果，吃的馒头、米饭里都含着大量的水分，老祖宗把人的脾胃称为"水谷之海"，既然把它比喻成海，那么多大的热量、多高的温度才能把海烧干？而且"水流千遭归大海"，海是有水源的。笔者认为，人体的阴是不需要补的。

所以，"奉阴者寿"，笔者认为补阴才会长寿所说的"阴"指的是对阳气的蓄积，人体中阳气储备得越多，人才越长寿。因此，"奉阴者寿"里的阴就是阳，阳就是阴。

三　用整体观念看阴阳

对于"奉阴者寿"这句话的理解，如果用阴阳对立的观念来理解，可能永远找不到正确的答案，从阴阳合一、互化的整体性来理解或许才能明白。但是历代医家几乎都是把阴阳分开的，讲阴虚，讲阳虚，讲调阴补阳，说"壮水之主，以制阳光；益火之源，以消阴翳"。

说到阴阳合一，有一句话："不读郑钦安，难过阴阳关"。有人说只有读了郑钦安的"医学三书"才能知道阴阳是怎么回事，这套书笔者读了很多年，但还是过不了阴阳关，因为我还没有真正从生活中探索清楚阴阳合一的事例，所以读了"医学三书"之后还是分肾阴、肾阳、肝阴、肝阳等。

其实郑钦安本身也在分阴阳，如阴虚症问答、阳虚症问答，凡病分阴阳、凡症分阴阳，所以笔者认为郑钦安自己也自相矛盾，他在《医理真传·原叙》中说道："余沉潜于斯二十馀载，始知人身阴阳合一之道，仲景立方垂法之美。"意思是，"我研究阴阳二十多年才知道阴阳合一的道理"，但他接下来的所有论著中仍然在分阴阳，我就想怎么办？中医来自生活，我要从生活中找到阴阳合一的事例，当笔者把目光转向生活中时，发现这样的事例随处可见。

比如煤气罐，里面空的时候，提起来很轻，当灌满了煤气后，再提很重，用手一晃，便有像液体一样的有形、有质的东西在里面，将煤气罐连接到煤气灶上打开使用，一段时间后，再晃晃煤气罐，里面的液体没有了，哪里去了呢？通过煤气灶转化成光、转化成热，光和热就是我们所说的阳，里面那个液体一样的物质就是阴，由此，阴就转化成了阳。

当笔者看清这个事例的时候才知道，原来人体或自然界中的阴和阳本是一体，阴就是阳，阳就是阴，阴就是阳的蓄积态，把阳蓄积起来就是有形的阴，再把它释放出去，就变成无形的光和热，就变成阳，所以阴阳为一体。

当我们看太极阴阳图的时候，多少人都看到里面的阴和阳，阴中有阳，阳中有阴，但有多少人看到它是一个整体？它是一个"1"？再比如看人的时候，我们看到张三、李四等，我们看的是这个人，没有去看这是张三的肝，那是李四的肝，这就是思维的差别。中医的两大特点，一个是辨证论治，一个是整体观念。

当我们通过煤气罐这个例子看清阴阳合一的时候，就会发现生活中这样的事例太多了，过年时点的蜡烛，有形有质是阴，点着了一宿，给屋子送来了光明，送来了热量，第二天早晨一看这个蜡烛没有了，哪里去了？转化成了光、热。车里加的汽油，是阴，启动后，通过发动机这个装置把汽油这个阴转化成了动能，跑了几百公里后，汽油没了，那么汽油是阴也是阳，所以阴阳互根、阴阳互用、阴阳相互转化，都说明阴阳本是一体。

那么，人体的阴阳是怎么合一的？我们看一个人的生长过程：刚出生时，仅有大约五十厘米高、六七斤重；出生后，每天做的事情就是不断地饮食、睡觉，一直到女子二七（14岁），男子二八（16岁），变成了肌肉丰满、体格健壮的大姑娘、小伙子。那么，大姑娘、小伙子丰满的肌肉、健壮的体格是怎么形成的？是他们从刚出生时就开始饮食、消化获得的营养而来。这些营养物质有消耗掉的，有蓄积下来的，蓄积下来的就变成了肌肉、骨骼，变成有形的阴精阴血，因此人身体的肌肉、骨骼都是胃气的储备，都是阳气的储备。

所以，一个人三五天不吃饭也不会死，因为胃气都积蓄在了肌肉、精血这些"库房"里，它再一点点地释放，一点点地供应，营养人的五脏六腑，营养人的周身。但是人为什么七到十天不吃不喝就会生病？因为人体"库房"中存储的水谷营养消耗殆尽了。

所以，笔者认为，"奉阴者寿"是指人体中阳气的蓄积，阳气才是人体的根本，而阴就是阳，阳就是阴，阴阳是一个整体，就像人体不管分了多少个器官、组织，他就是一个整体。阴阳是合一的，分不开。因此，只有用整体观念才能看懂阴阳。

四　阴阳平衡与阳主阴从

生命是一种稳定的状态，这种稳定取决于阴阳的平衡。一旦阴阳失调，平衡被打破，人体的健康就会出现问题。但阴阳又是动态转换的，绝对的阴阳平衡是不存在的，是一种理想的状态，所以便有了"阳主阴从"观。

《内经知要·阴阳》曰："天之运行，唯日为本，天无此，则昼夜不分，四时失序，晦暝幽暗，万物不彰矣。在于人，亦唯此阳气为要，苟无阳气，孰分清浊，孰布三焦，孰为呼吸，孰为运行，血何由生，食何由化，与天无日等矣！欲保天年，其可得乎。"

《素问·生气通天论》提到"阳气者，若天与日，失其所，则折寿而不彰。故天运当以日光明"。郑钦安《医理真传·阳虚症门问答》讲得更加形象："子不知人之所以立命者，在活一口气乎。"这两句中说的"日"就是阳，"气"也是阳。故"阳行一寸，阴即行一寸，阳停一刻，阴即停一刻"，"可知阳者，阴之主也，阳气流通，阴气无滞"，如果"阳气不足，稍有阻滞，百病丛生"，郑钦安这里已经讲得很透。为什么要扶阳？为什么要温中？就是要保证阳气流通，阴无阻滞，这是健康的根本。

从生理而言，维持生命依靠的是阳气，因为人体各个脏腑、各个组织器官的一切生理活动以及精、气、血、津、液等的化生运行都离不开阳气的温煦、推动、气化、固摄，所以阳气的盛衰关系到机体生命的强弱与存亡。

在病变的过程中，矛盾的主要方面也仍然在于阳气，那就是阳气为主导地位的阴阳二者的平衡被破坏了，从而引起脏腑功能失调。笔者认为，阴虚的本质仍然是阳的不足，这是因为阳化气生精的功能受到影响，才会出现阴阳两者的关系失调。卢崇汉"人身立命在于以火立极，治病立法，在于以火消阴"的学术思想即以扶阳为核心。病在阳者，以阳化阴，病在阴者，扶阳抑阴。

阳气能够温煦身体，能够抗御外邪，能助腐熟气化，能维系阴阳协调等，可是阳气是很容易亏损的，因为我们无时无刻不在损耗阳气。当然，我们的机体又能够不断地聚集阳气，这是以整个机体的正常运转为前提的。当机体整个功能下降时，首先表现在阳气的亏损上。人身各部，头面四肢，五官九窍，五脏六腑，筋骨血脉，但凡一处阳气不到就可能生病，沉寒痼冷顽症，一切肿瘤都与此有关。

当知病之来路即知病之去路，所以《素问·四气调神大论》曰："奉阴者寿。"但后学者只是从文字的表面意思上进行了理解，认为补阴才会长寿，其实这里的"阴"指的是对阳气的蓄积，人体中阳气储备得越多，人越能长寿。我国历史上有一位著名的养生家叫丘处机，他的很多观点被后世奉为经典。他认为，阴阳处于收藏状态的冬天对于养生最重要，在冬天，越懒越好，越少运动越好，衣服要穿得暖，情志要愉悦……总之，要让自身的阳气得以收藏。人们常说的"瑞雪兆丰年"也是此理，白雪覆盖大地，使土地的阳气得以蓄积、收藏，来年才会有个好收成。

而阳气就是胃气，胃气由水谷运化而来。比如，一位三十岁的小伙子，母亲怀胎十月，一朝分娩，使其先天肾气足，后天胃气足，身体倍儿棒，吃饭倍儿香，三十年来没生过病，没吃过药，这样的小伙子往人前一站，神清气爽，他的阴阳一定是平衡的。但如果让他六天不吃饭、不喝水，第七到十天的时候，他的阴阳还会平衡吗？甚至他的生命体征都可能不存在了，而这六天之内他就会出现头晕眼花、心慌气短、幻听幻视、手抖腿软等各种症状。这个时候，他可能不用吃药，只要饮食水谷适宜，自养一段时间后，他的阴阳也可以恢复平衡。

从阴阳平衡无病到阴阳失衡生病，是胃气不断亏损的过程；而从阴阳失衡的生病到阴阳平衡的无病，是胃气在不断增长的过程。所以，胃气就是阴阳，调和阴阳就是调和胃气，胃气旺盛的人阴阳平衡，健康；胃气不旺盛的人阴阳失衡，生病；胃气衰竭的人，阴阳离决，则死。

黄元御说："中气升降，是生阴阳。水火金木，是名四象，四象即阴阳之升降，阴阳即中气之沉浮。分而名之，则曰四象，合而言之，不过阴阳。分而言之，则曰阴阳，合而言之，不过中气所变化耳。"

在黄元御看来，阴阳的本质"不过中气所变化耳"，中气变化即中气之升降。从五行来讲，心为火，心火为木所化，木之生长必须依靠脾土之升才有上升之路。土湿脾陷，木无上升之路，无法生火，就无法变化为心阳；肾为水，肾水为金所化，如戊土不降，金无下降之路，金又怎能化水？

《四圣心源·阴阳变化》载："阴阳未判，一气混茫。气含阴阳，则有清浊，清则浮升，浊则沉降，自然之性也。升则为阳，降则为阴，阴阳异位，两仪分焉。清浊之间，是谓中气，中气者，阴阳升降之枢轴，所谓土也。"也就是说，中气升起来就是阳，降下去就是阴。所以，中气（即胃气）亦即阴阳。

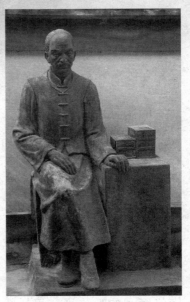

黄元御塑像

学思践悟

❖ 用整体观念才能看懂阴阳。

❖ 阳气的盛衰关系到机体生命的强弱与存亡。阳气流通，阴无阻滞，是健康的根本。

❖ 古人用自然界中的阴阳映射人体的阴阳，但并不是说自然界中的阴阳是啥样，人体的阴阳就是啥样。

❖ 中医学理论体系中处处体现着将阴阳学说思想用于阐释人的生理病理及疾病治疗，指导我们用药。

❖ "奉阴者寿"不是指补阴才会长寿，这里的"阴"指的是对阳气的蓄积，人体中阳气储备得越多，人才越能长寿。"奉阴者寿"里的阴就是阳，阳就是阴。

❖ 中医的两大特点，一个是辨证论治，一个是整体观念。而很多医者在过分地强调辨证论治，没有强调整体观念。所以当把事物分阴分阳的时候，思维就出现了偏差。

❖ 阳气为主导地位的阴阳二者的关系一旦被破坏，就会引起脏腑功能失调。阴虚的本质仍然是阳的不足，这是因为"阳化气生精"的功能受到影响，才会出现阴阳两者的关系失调。

肆

胃气与五行

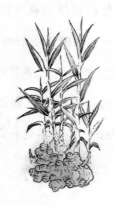

引言

黄元御在《四圣心源·脏腑生成》中云："人与天地相参也，阴阳肇基，爰有祖气，祖气者，人身之太极也。"又云："祖气之内，含抱阴阳，阴阳之间是为中气，中者，土也。土分戊己，中气左旋，则为己土，中气右转，则为戊土，戊土为胃，己土为脾。己土上行，阴升而化阳，阳升于左，则为肝，升于上，则为心。戊土下行，阳降而化阴，阴降于右，则为肺，降于下，则为肾。肝属木而心属火，肺属金而肾属水。是人之五行也。"

这是黄元御关于脏腑五行的思维，也可以理解为他对脏腑五行的定义。笔者把这些语言再转化一下以便于更好地理解，"父母媾精，祖气始生，太极始立"，而这个太极，需要后天脾胃的滋养，也就是需要中气的滋养，中气旋转化生五脏五行，五脏五行相因运动，生命形成，生生不息，最后又分五脏六腑、君火相火，其实这些都是胃气所化而已。

重点阅读

❖ 笔者认为，肝属木，是说肝像木，但并不是木，"木曰曲直""木喜调达"，肝未必就是"曲直""喜调达"，不能机械地把它们对应在一起。

❖ 坎、肾、水为什么要联系起来？因为古人研究肾的时候，看不清肾的结构，但是古人有古人的思维，虽然看不清肾的结构，但是可以看清坎卦的结构，坎卦是两阴爻，中间加一个阳爻，即离中虚、坎中满，意思是阴气盛而阳气虚。因此，坎与水对应起来，与肾对应起来，也说明肾是阴气盛而阳气虚。所以，肾虚指的是肾中的阳气虚，并非指肾中的水虚、阴虚。

❖ 一般出现尿频、尿急、小便短涩等症状时，常辨证为下焦湿热，于是清热祛湿，很少有人考虑到中焦阻滞，不能循环，下焦自然就会出现湿热这个道理。其实下焦湿热，其调控点在中焦，中焦如果通畅，水升火降正常，就不会出现下焦湿热。

❖ 笔者认为，心梗产生的原因是心脏源动力不足，也就是正气不足、元气不足、气血不足，导致供血不足。说明身体太寒，寒凝血瘀形成的沉淀物在血管中堆积起来，清除不了、分解不了就会引发心梗，明白这个原理后，就能知道放支架或搭桥都是治标不治本。

一 中医五行是取象比类

五行是中国古代哲学的一种系统观，广泛用于中医、堪舆、命理、相术和占卜等方面。据考证，五行在商代甲骨文里就有萌芽。在甲骨文中有"四方"之说，四方加一个中央，就是五方，由此可联想到五行。五行学说是我国古代的取象比类思想，不是五种元素，水代表润下、火代表炎上、金代表敛降、木代表伸展、土代表化生。

五行生克的关系与古人的生活经验有关，例如木可生火（木生火）、火后有灰烬（火生土），矿石原料来自地下（土生金），金属遇冷则有水露（金生水），水能滋养植物（水生木），以及水灭火、火冶金、金伐木、木犁破土、筑土御水等，体现的正是在日常生活中它们在性质和功能上的相互关系。

于是古人根据五行特性对万事万物进行归类：

木的特性：古人称"木曰曲直"。"曲直"是指树木的生长形态，为枝干曲直，向上向外周舒展。因而引申为具有生长、升发、条达舒畅等作用或性质的事物，均归属于木。

火的特性：古人称"火曰炎上"。"炎上"是指火具有温热、上升的特性。因而引申为具有温热、升腾作用的事物，均归属于火。

土的特性：古人称"土爱稼穑"，是指土有种植和收获农作物的作用。因而引申为具有生化、承载、受纳作用的事物，均归属于土。

金的特性：古人称"金曰从革"。"从革"是指"变革"的意思。引申为具有清洁、肃降、收敛等作用的事物，均归属于金。

水的特性：古人称"水曰润下"。是指水具有滋润和向下的特性。引申为具有寒凉、滋润、向下运行性质的事物，均归属于水。

对于五行的"行"，郑玄注曰："行者，顺天行气也。""行"是指一种自然的"运行"，是依循着本身所固有的一种规则而持续地运动，是一种自然的作为。

据《尚书·洪范》记载，鲧治理洪水时，"帝震怒"，因为鲧是以堵塞水流的方法来治理洪水，这违反了自然规律，破坏了自然之性，引起天怒，导致人怨，鲧在流放中死去。禹继承父业，以水流之性，因势利导来治水，平息了洪水之害，于是"天命降于禹"，并将治国理政的九种大法赐给了禹。

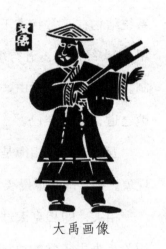

大禹画像

通过"大禹治水"的故事，古人在表达一种思想：不顺"五行"而行，就是违背自然规律，则将如鲧一般，为天命所弃绝！五行学说用五行之间的生克关系来阐释事物之间的相互关系，认为任何事物都不是孤立、静止的，而是在不断相生相克中维持协调平衡的。

相生，是指两类属性不同的事物之间存在相互帮助，相互促进的关系，具体是：木生火，火生土，土生金，金生水，水生木；相克，则与相生相反，是指两类不同五行属性事物之间关系是相互克制的，具体是：木克土，土克水，水克火、火克金、金克木。

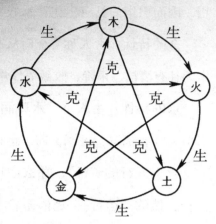

五行生克示意图

五行制化中的制，即制约；化，即化生。所谓制化调节，是指五行系统结构在正常状态下，通过相生和相克的相互作用而产生的调节作用。《类经图翼·五行统论》曰："盖造化之机，不可无生，亦不可无制。无生则发育无由，无制则亢而为害。生克循环，运行不息，而天地之道，斯无穷已。"

五行的相乘相侮是五行关系在某种因素作用影响下所产生的反常现象。乘，即乘虚侵袭。侮，即恃强凌弱。

相乘，即相克太过，超过了正常制约的力量，从而使五行系统结构关系失去正常的协调。此种反常现象的产生，一般有两种情况：一是被乘者本身不足，乘袭者乘其虚而凌其弱。二是乘袭者亢极，不受制约，恃其强而袭其应克之行。

相侮，即相克的反向，又叫反克，是五行系统结构关系失去正常协调的另一种表现，同样也有两种情况：一是被克者亢极，不受制约，反而欺侮克者。如金应克木，若木气亢极，不受金制，反而侮金，即为木（亢）侮金。二是克者衰弱，被克者因其衰而反侮之。如金本克木，若金气虚衰，则木因其衰而侮金，即为木侮金（衰）。例如，支气管扩张病，病位在肺，每因肝气郁结，气急上逆，化火灼肺，而见咳血，则为木火刑金（即木旺侮金）；肝郁气滞，影响脾胃消化吸收，则为木郁乘土；湿热型高血

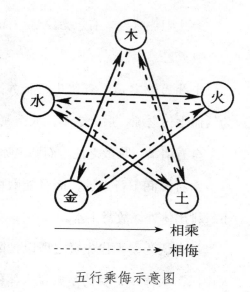

五行乘侮示意图

压病，多因湿热困脾，引发肝失疏泄，肝阳亢逆，则为土侮木，等等。

"相克"与"相乘"是有区别的，相克是正常情况下的制约关系；相乘则是正常制约关系遭到破坏以后的过度克伐，是反常现象。在人体，则前者是生理状态，后者则为病理状态。道家早在春秋时期便提出了五行相克相生的思想，同期，《黄帝内经》把五行学说应用于医学，这对研究和整理古人积累的大量临床经验，形成中医特有的理论体系起到了重要的推动作用。

五行属性的归类，主要用于概括人体及其与自然界多种事物或现象在属性上的某些内在联系。例如，以五行特点来说明五脏某些生理功能特点：

木性条达曲直，有生发之性，而肝性柔和舒畅且主疏泄，又主升发之气，故肝属木。

　　火为阳热之象，有上炎之性，而心为阳脏主动，心阳有温煦作用，故心属火。

　　土为万物之母，有化生、长养万物之性，而脾能运化水谷精微，为气血生化之源，后天之本，故脾属土。

　　金有清肃，收敛之性，而肺主呼吸，主肃降，故肺属金。

　　水有湿润下行之性，而肾能藏精，主人体水液代谢，并能使水液下行排出体外，故肾主水。

　　笔者认为，古代先贤之所以把阴阳五行的概念和它的理论体系引入中医、人体中，目的是解说人体的生理、病理，指导遣方用药。比如肝属木，是说肝像木，但并不是木，"木曰曲直""木喜调达"，肝未必就是"曲直""喜调达"，不能机械地把它们对应在一起。所以，肝属木并不是木，肾属水并不是水，心属火并不是火。

　　但是五行各具特点：水曰润下，《道德经》中说"水善利万物而不争"，所以，水在最下方；火性炎上；金向下沉；木向上升；土位于中间，这是五行在自然界中的状况。当把这些概念引入人体的时候，就要和人体对应，肾在最下方，与水对应，所以肾属水；肝主升发，与木对应，因为木有升发之性，所以肝属木；心在最上面，如火性炎上，所以心属火；肺主呼吸，主肃降，金有清肃、收敛的特性，故肺与金对应，所以肺属金；脾运化水谷，营养周身，如土化生万物，所以脾属土，均是这样对应来的。

　　鲁迅先生在《故乡》中这样描写杨二嫂："'哈！这模样了！胡子

这么长了！'一种尖利的怪声突然大叫起来。我吃了一吓，赶忙抬起头，却见一个凸颧骨，薄嘴唇，五十岁上下的女人站在我面前，两手搭在髀间，没有系裙，张着两脚，正像一个画图仪器里细脚伶仃的圆规。"鲁迅用"圆规"形容"杨二嫂"，并不是说杨二嫂就是圆规，因此，自然界的五行与人体的五脏是对应关系，不是必然关系。当这样去认识五行理论并探索人体的时候，我们会发现人体的五行也许是人为对应起来的。

木、火、土、金、水，在五脏分别对应人的肝、心、脾、肺、肾。六腑中的胆对应肝，胃对应脾，膀胱对应肾，小肠对应心，大肠对应肺，筋脉肉皮骨中，心主血脉，肺主皮毛，肝主筋，脾主肉，肾主骨，这样人体各部分基本都与五行相对应了。

所以，五行是人为划分、人为对应的，五行之所以有五个名，是因其所在位置的上下左右前后的不同而有不同的名称，比如胃气在肾，在最下边，与水对应，就叫水气、肾气或肾水；胃气升起来在肝，就叫肝气、肝血或木气；胃气浮起来在心，就叫心火、心神或心气；当胃气充斥到肺的时候，就叫肺金或肺气；当胃气充斥到膀胱的时候，就叫膀胱之气；当胃气充斥到太阳经的时候，就是太阳经的经气；当胃气充斥到厥阴经的时候，就是厥阴经的经气。

由此笔者认为，五行也受胃气调控，五行也是胃气。人若不吃饭、不喝水，就会断了胃气，胃气一断，金就成为死金，木就成为死木，水就成为死水。

二 五行由胃气化生

用阴阳的观点看人体，用的是"二分法"，用五行的观点看人体，用的是"五分法"，黄元御说得好，"中气升降，是生阴阳"，中气从左边升起来是"阳"，从右边降下去是"阴"，再从左边升起来是"阳"，再从右边降下去是"阴"，升降一圈是谓阴阳。这一圈中上下左右不同的点即为五行，在下边的是肾气、水气，在左边的是肝气、木气，在上边的是心气、火气，在右边的是肺气、金气，在中间的是胃气、土气。没有胃气，阴阳是死阴阳，五行是死五行，肾气是死肾气。

当真正明白五行就是胃气所化的时候，我们才能正确地判断疾病证候，开出正确的处方。比如怎样补肾？人们常用六味地黄丸补肾阴，用金匮肾气丸、桂附地黄丸、巴戟天、菟丝子、肉苁蓉等补肾阳。笔者认为，这里存在很大的问题，如果用巴戟天、菟丝子、肉苁蓉等补肾阳、肾精还沾点边，用六味地黄丸补肾阴，用金匮肾气丸、桂附地黄丸补肾阳就值得商榷。

笔者认为，肾阴、肾阳均是胃气。何为阴虚？阴就是阴血、阴精、津液，都是胃气所化，所以阴虚就是胃气虚，肾阴虚、肾阳虚都是胃气虚，因为阴阳本是一体的，都是胃气所化，所以用六味地黄丸或金匮肾气丸补肾是不对的。很多人服用六味地黄丸或金匮肾气丸后，不但肾气补不上来，还产生很多变证，比如六味地黄丸可以滋阴，吃得时间久了，早期的反应是身上燥热、上火，因为体内阴寒凝滞了，把热气都逼到了体表、上面，循环不了，所以就要上火，之后是身体沉重、酸懒、痰湿多，后期就会出现因代谢问题产生的各种病症，比如脂肪代谢不了，就出现血脂高；糖分代谢不了，就出现血糖高。

因此，一些错误的处方是因为医生没有把医理搞明白，"头痛医头，脚痛医脚"的做法不可取。比如慢性肾炎中出现的血尿、蛋白尿、水肿，肾病综合征等，一般都用补肾的方法去治，很难治好或偶尔治好几例，把握非常小。如果从胃气入手诊治，中焦胃气旺，肾气自然旺，从而达到身体自我修复、自我调整的效果。

《灵枢·口问》中讲了十二种病邪，然后说："凡此十二邪者，皆奇邪之走空窍者也。故邪之所在，皆为不足。故上气不足，脑为之不满，耳为之苦鸣，头为之苦倾，目为之眩。中气不足，溲便为之变，肠为之苦鸣。下气不足，则乃为痿厥心悗。"意思是以上提到的十二种病邪，都是邪气侵入孔窍所致的病证，而邪气能侵入这些部位，都是由于正气不足。凡是上焦气不足者，脑髓不充，有空虚之感，头晕目眩，耳鸣，头部支撑无力而低垂，双目晕眩；中焦气不足者，肠中鸣响，二便不调，小便或黄或短涩或涩痛或清长，甚至出现尿崩症，大便或干或稀或溏结不调；下焦气不足者，两足微弱无力而厥冷，心中窒闷。

由此可见，大小便的改变，是因为胃气不足，但现在很少有人在临床中如此辨证，出现尿频、尿急、小便短涩等症状时，常被辨证为下焦湿热，就用清热祛湿的方法，很少有人考虑到中焦阻滞，不能循环，下焦自然就会出现湿热这个道理，其实下焦湿热，其调控点在中焦，中焦如果通畅，水升火降正常，就不会出现下焦湿热。

所以，笔者认为，对于肾病综合征、慢性肾炎、肾小球硬化、IgA肾病，甚至整个肾脏系统的病，其实不需要特殊的治疗，只需要以温中为基础，对自身做各种各样的改变和调整，就会有很好的效果。

同样，当我们明白五行中的心气、心阳、心阴都是胃气所化的时候，我们才知道，真正治疗心脏病不是仅从心脏入手，用活血化瘀的方法，还要从提升胃气着手。以笔者的经验，一般100～200克附子、干姜让心脏病患者服下去之后，包括心房颤动、心力衰竭、顽固性心力衰竭等疾病很容易被控制住。

比如一些心肌梗死（心梗）患者，常用的办法是在心梗的地方放支架或者搭桥，把血管撑开或者再接上一根血管，让血液流通，这看似是治疗心梗的有效办法，但我们想没想过，发生心梗的根源是什么？血管为什么会堵塞、会瘀滞？笔者认为，其根源是心脏源动力不足，也就是正气不足、元气不足、气血不足，导致供血不足。说明身体太寒，寒凝血瘀形成的沉淀物在血管中堆积起来，清除不了、分解不了就会引发心梗。明白这个原理后，就知道放支架或搭桥都是治标不治本。而且支架、搭桥都属于异物，当异物进入人的身体，人的身体就要排异，所以就会出现排异反应，就像人的眼睛中进入了灰尘或者吃饭时候塞牙，灰尘和牙缝里的东西都是异物，不把它们清除，人的眼睛、牙齿就会不舒服，这就是人体的"排异反应"。

学思践悟

❖ 当真正明白五行是胃气所化的时候，才能正确地判断病症，开出正确的处方。

❖ 阴血、阴精、津液都是胃气所化，所以阴虚及肾阴虚、肾阳虚都是胃气虚。

❖ 错误的处方是因为医生没有把医理搞明白，"头痛医头，脚痛医脚"的做法不可取。

❖ 肾脏系统的病其实不需要特殊治疗，只需要以温中为基础，对自身做各种各样的改变和调整即可。

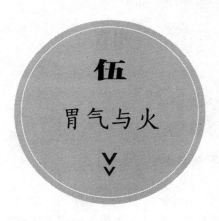

伍

胃气与火

∨∨

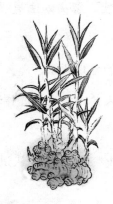

引言

"少吃辣椒，小心上火！"

"橘子别多吃，小心上火！"

"羊肉虽然大补，但要少吃，小心上火！"

……

外国人百思不得其解，为什么中国人吃这么多种都食物上火？

人们对于"上火"并不陌生，甚至每个人都有过"上火"的经历。人们对"上火"的认识来源于身体出现的如口舌生疮、咽喉肿痛、大便干、小便黄、眼睛红肿、牙痛、咽喉痛等症状，同时认为"上火"在炎热干燥或湿热连绵的天气时更易发生。解决方法是"祛火"，即服用滋阴、清热的食品或药物。

这是人们对上火及祛火的常规认识，那么口舌生疮、咽喉肿痛、大便干、小便黄等就是上火吗？人体中的火是怎样形成的？如何祛火才是正确的方法？

一直以来，人们对"上火""祛火"的认识存在着巨大的差异。

重点阅读

❖ 人是恒温动物，生活中的火轻易进入不到人的身体中，在一定程度上对人体还有保护、温暖、治疗的作用，所以人体的火不是外来的，是内生的。

❖ 人的经脉通畅时，水升火降、气机条达，没有火、没有热、没有湿。但是人体一旦受寒就会阻滞气机，局部受寒，形成瘀堵，由此让我们感受到热和湿，人体的火就这样产生了。

❖ 火由内生，火因寒生，火因气机阻滞产生。

❖ 暑天天气热，阳气往外散，体内阳气空虚，胃肠道寒凉，这时再贪凉饮冷，血管收缩，消化吸收不好，气血供不上来，中焦阻滞，就出现了头晕、乏力，甚至晕倒等症状，这就是中暑的原理。

❖ 治疗慢性咽炎、青春痘、复发性口腔溃疡等不应在上焦做文章，而是应该关注中焦，中焦温热，水自升，火自降，气机条达，症状就消失了。

❖ 温邪、寒邪是否能够侵犯人的身体，关键要看自身的免疫力是强是弱，也就是自身的正气是否充足。

一　火从寒来

春天的时候，住在背阴的房子里，会感觉到屋内阴冷。外面阳光明媚，出去晒晒太阳，感觉到一身舒爽，这太阳的光产生的热也是一种火。

冬天的时候，在外面很冷，躯干四肢甚至被冻僵，这时人进入一个有火炉的屋子里，会感觉到很舒服。

从生活中的种种例证来看，笔者认为，生活中的火轻易进入不到人的身体中，更伤害不到人的身体，在一定程度上对人的身体有保护、温暖甚至治疗的作用。

那么人为什么会上火？人体中的火是从何处来的？

自古以来，中医界对火的认识不一，一般认为"火"分为"实火"和"虚火"。正常人体的阴阳平衡，阴正常而阳过亢为"实火"，阴不足而相对显得阳过亢，称为"虚火"。临床中又把"上火"类型区分为肝火、肺火、胃火、肾火、心火，心火下移至小肠又出现小肠火。欲治其证，先明其因，那么这么多的火是怎么来的？

拿心火来说，何为心火？温病大师叶天士提出，"温邪上受，首先犯肺，逆转心包"。意思是温病的病因是温邪，多由口鼻进入人体，肺为五脏之华盖，位置最高，邪必先伤，心与肺同居上焦，肺卫邪热不传中焦，则可横逆而内陷心包。

看上去，叶天士明确指出了温病的病因、感邪途径、病变部位以及传变规律。但是，再往根上探究，何为温邪？邪从哪来？有人认为，比如在寒冷的冬天，突然某一两天气候变暖，一冷一热人就容易得病，即出现温邪，所以中医界将自然界中的六气——风、

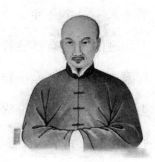

叶天士 像

寒、湿、暑、燥、火称为"六邪"或"六淫"，然而这"六气"是自然界中的六种气候变化，简单地认为"六气"就是"六邪"，笔者认为这是对自然界"六气"的欲加之罪。

温邪或寒邪是否能够侵犯身体，关键要看自身的免疫力是强是弱，也就是自身的正气是否充足。《黄帝内经》中说，"正气存内，邪不可干""邪之所凑，其气必虚。"对于一名医者而言，如果一味地强调邪，而没有强调正，不免有失偏颇。

由于没有研究明白这个问题，一些医生就犯了"头痛医头，脚痛医脚"的错误，有火就清火，血虚就补血，气虚就补气，肾虚就补肾，关节炎就祛风湿，都成了套路，没有把中医的本质的精髓发挥出来，反而形成了一些错误的思维。

笔者认为，人是恒温动物，人体的火不是外来的而是内生的。外界的火和热轻易进入不了人的身体，比如晒太阳、拔罐等在一定程度上对人体有益。

王阳明说："养浩然正气，才能立足于天地之间。"但是生活中，很多人不但不会养，还在不断地破坏身体内的正气。比如在铸造厂中工作过的人都有过这样的体验，过去的铸造厂条件比较简陋，车间里高温高热，工人们在作业时光着膀子，大汗淋漓，口渴时热水喝不下去，每天一瓢一瓢地喝凉水，大量出汗，汗血同源，久而久之，工人们个个脸色青灰、舌色青紫、体内寒凉。

《素问·热论》中说道："今夫热病者，皆伤寒之类也……人之伤于寒也，则为病热。"笔者认为，这里指出了寒为热病之因。若寒邪过盛，身体内表现出的就是热证，也就是说人体中的火实际上是由寒引起的，所以再吃寒凉的东西往往会加重病情。

以中暑为例，很多人认为暑属于热，所以天热、紫外线强的时候才容易中暑，但笔者认为暑属于寒，中暑是中寒。

如何看出中暑是中寒呢？从治疗的药物上来看，中暑的时候喝一瓶藿香正气水就会觉得舒服，因为藿香正气是温热药，其成分里都是温热、散寒气、散寒湿的药物，所以中暑的人喝完藿香正气水会特别舒服。

那么，为什么暑天才会中暑？笔者认为，在38℃的桑拿天里，人热得大汗淋漓，一出汗就会损伤津液，人就会口渴，这个时候若喝热水就不会中暑，但是这个时候贪凉饮冷则会导致中暑。因为暑天天气热，阳气往外散，体内阳气空虚，胃肠道寒凉，这时再贪凉饮冷，血管收缩，消化吸收不好，气血供不上来，中焦阻滞，就出现了头晕、乏力，甚至晕倒等症状，这就是中暑的原理。

　　明白这个原理后，我们就知道不仅藿香正气水能治疗中暑，温阳温中的药或食物都可以治疗中暑，比如生姜、红糖水等。

　　很多北方人在寒冷的冬天里冻伤过手，冻伤处有火烧火燎的感觉，其原理是当人体的局部受寒时，血管就要收缩，血液供应不足，严重者使受寒处周围出现瘀阻、坏死，这时会被身体感知、被身体中的正气感知，身体要自我救治这个地方，因此要把血液、能量调过来，包裹着寒气、消化寒气、清除寒气，于是在其周围就形成热，所以笔者认为人体的热有些是因受寒所致。

二　火由气滞生

　　不伤寒，不产生热。这样我们就明白了为什么现在的人这么容易上火？因为当今的人普遍贪凉，吃着寒凉的食物还觉得燥热，燥热则会进一步贪凉，就更加重了经脉的瘀堵。

　　我们每个人都有"上火"的经历，吃了败火的食物或药物后依然口舌生疮、大便干、小便黄、口渴饮冷、咽喉肿痛，为什么会有这种情况呢？因为寒凉的食物或药物吃下去后，肚子一凉，身体一寒，热胀冷缩，经脉阻滞，上下不通，气滞血瘀。

一些人吃上辣椒就会上火，笔者认为这些人多是贪凉饮冷者，中焦越寒，腐熟运化越不好，气血就不足，再加上阳气不断往上升、往外散，导致中焦阻滞、上下不通、循环不畅，这个时候吃了辣椒，由于气血运行不畅，则形成瘀热，导致吃了辣椒就上火。

就像家里蒸馒头的时候，蒸气通过笼屉升腾到空中，虽然看不出热，但我们知道它是热的，不小心碰到它，甚至会被烫伤。蒸气向上升是气机条达，如果用一块板阻挡住蒸气上升，就阻挡了它的气机，蒸气就会出现瘀阻、瘀滞，在被阻挡的周围产生热、产生湿，我们就感觉到它是热、是湿。

笔者认为，人体也是这样。人的经脉通畅时，水升火降、气机条达，没有火、没有热、没有湿。但是人体一旦受寒就会阻滞气机，局部受寒，形成瘀堵，由此让我们感受到热和湿，人体的火就这样产生了。

因此，火是因气机阻滞产生的。

有人把火分出虚实，但笔者认为人体中没有实火、实热，都是因为气机阻滞而生的虚火。我们表面上看到的很多热象都是假象，不能只知清热。比如，咽喉部位受了寒，咽喉会红肿热痛；肺部受了寒，会发热、咳嗽、咯黄痰，这时候的治疗用药应该用温阳温中的药而不是散热的药。因为温阳温中的药可以提升人的中气，中气一足，身体自己就可以化生气血和阳气了，这就是《伤寒论》中说的"先温其里，后治其表"。

《素问·四气调神大论》中说，"春夏养阳，秋冬养阴"。很多人对这句话不理解，夏天那么热，阳气那么足，为什么还要养阳？因为春夏阳气往外升散令内阳空虚，所以需要养阳，这里的"养阳"指的就是养脾胃之阳、中焦之阳，即养胃气，这才是人的生命的根。

人们都说四川女子长得漂亮、水灵，漂亮的前提是健康，笔者认为，四川女子漂亮并不是单纯因为四川地区的气候好，而是四川人喜欢吃火锅，喜欢吃辣椒，这些使其胃气振奋，从而消化好、吸收好、气血足，有充足的气血润养皮肤，自然容颜靓丽、肌肤粉嫩。

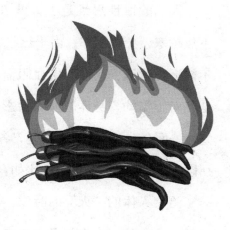

生活中，人们也常说，"冬吃萝卜夏吃姜"，夏天那么热，为啥还要吃姜？天气越热越吃姜，才能振奋胃气、散发寒气，人的运化才好，气血才充足，正气存内，则夏季不易中暑，冬季不易冻伤。

无论是《黄帝内经》还是民间的总结，这些都是自然的规律。

三 疗效和最佳方案是两个概念

人们的惯性思维是上火就去清火清热，结果越清火清热，中焦、下焦越寒，身体越寒。由于热胀冷缩，经脉越紧束，水不升、火不降，不能运化水湿、痰湿，瘀血阻滞，问题不能从根本上解决。而且人体是相对恒温的，身体越寒就会影响身体的恒温，身体就要进行自我修复，一面在破坏，一面在修复，各种症状就出现了，"百病之所由生也"。所以"火"清下去又起来，比如青春痘、慢性咽炎、复发性口腔溃疡等。

治疗人体的"火"的时候，不能只知清火，温中也是妙法，中焦一热、土一热，水自然升，火自然降，因为人体有自我修复、自我运化的能力，这是人体气血循环的规律。临床中的疗效和最佳方案是两个概念。

当一个人出现慢性咽炎的时候会咽喉红肿热痛，一般情况下，医生们通过八纲辨证，看到病变部位在咽喉，确定了部位之后，就辨阴阳、寒热，于是就认为口干、口渴、舌质红，大便干、小便黄就是热，就去给患者清热，用三黄片、黄道上清丸、牛黄解毒丸、栀子金花丸，以及普济消毒饮、黄连解毒汤等药物去清火清热。

乍看上去，这样的诊治没有问题，因为病因病机就是这样辨出来的，就应该这样用药。但是用"扶阳中土论即中气决定论"去衡量一下，这种辨证就是片面的，因为这仅仅是运用了辨证论治，却忽略了整体观念。

中医学有两大特点，一个是整体观念，一个是辨证论治。在强调辨证论治的同时，一定要考虑到整体观念。

咽喉是人身体的一个部分，一个人如果上焦无火，身体水升火降都正常的时候就不会有咽喉肿痛的症状。但是当他贪凉饮冷、暴饮暴食损伤了中焦的时候，中焦一受寒，经脉紧缩，导致中焦阻滞，影响了气机运行，在气机不畅的情况下，水在下，下焦有寒；火在上，上焦有热。当看到上焦有热就去清热，越清热，下焦越寒，这种格局一旦形成就难以破解。

所以病变部位虽然在咽喉，但结果的调控点却在中焦，因为人是一个整体，真正治疗慢性咽炎、青春痘、复发性口腔溃疡等不应只在上焦做文章，还应该关注中焦，中焦温热，水自升，火自降，气机条达，症状就消失了。

因此，一看到上火，就用清热解毒的药物是错误的，郑钦安说："滋阴降火，杀人无算，真千古流弊，医门大憾也。"黄元御也说："滋阴泻火，伐削中气，故病不皆死，而药不一生。"就是指用了滋阴泻火的药，把人的中气消耗了、破坏了，贻误病情。

由此可见，中焦受寒，上、下焦都有火、都有热，因为气机正常是循环的，如果中焦受寒，气机出现瘀阻后，上、下焦也就出现"火""热"的症状。所以大便干，小便黄，前列腺炎，一些妇科病如赤白带下等都因此而生。

当一个人下焦有病的时候，去查他的上焦也一定有症状，比如有人妇科炎症（如霉菌性阴道炎）久治不愈，虽然病位在下焦，但是上焦也往往会有面色青灰、乏力、疲劳等表现。因此，当上下两焦出现问题时，其破解点也许在中焦。

笔者认为咽喉肿痛也是这样，无论是急性的还是慢性的，其病根都在中焦，但是一些医生不去治疗中焦的问题，却用清热药物治疗，结果是把咽喉肿痛治好了，但是接下来可能会出现腹胀、乏力等症状。因为患者虽然把病治好了，却伤了中气、正气、元气。

学思践悟

❖ 有人把火分出虚实，但笔者认为人体中没有实火、实热，都是因为气机阻滞而生的虚火。我们表面上看到的很多热象都是假象，不能只知清热，温中也是妙法。

❖ 有时清热药物虽然把病治好了，却也伤了中气、正气、元气。

❖ 对于一名医者而言，如果一味地强调祛邪，而没有强调扶正，不免有失偏颇。

❖ 一些医生有火就清火，血虚就补血，气虚就补气，肾虚就补肾，关节炎就祛风湿，都成了套路，没有把中医的本质和精髓发挥出来，反而形成了一些错误的思维。

❖ 中医界将自然界中的六气——风、寒、湿、暑、燥、火称为"六邪"或"六淫"，然而这"六气"是自然界中的六种气候变化，简单地认为"六气"就是"六邪"，笔者认为这是对自然界"六气"的欲加之罪。

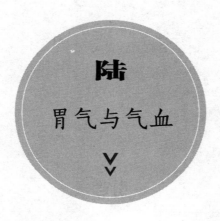

陆

胃气与气血

∨∨

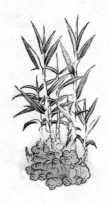

引言

郑钦安在《医理真传·气血盛衰篇》中说："人身虽云五脏六腑，总不外乎气血两字，学者如能在气血两字上留心讨究，可无俟它求。"意思是，学医的人，要从"气血"两个字入手深入思考，如果把气血研究明白了，就把中医的根本、核心抓住了。

重点阅读

❖ 气机升降是饮食的升降，也是胃气的升降。食物从口腔吃进去，肛门排出来，是降，降得正常，升得才正常。

❖ 长期腹胀的人大都气机升降不正常，降得不正常导致运化失调，升得不正常导致气血、营养不足。

❖ 咳嗽，是肺气不降；恶心呕吐，是胃气不降。

❖ 人感冒发烧时为什么食欲不振？因为这时正气出表抗邪，运化吸收减弱，人就没有食欲，这时医生一般会要求患者忌口，忌什么？不是忌辣的食物，而是忌难消化的食物。如果难消化的食物进入体内，就需要更多正气来运化，出表抗邪的能力就差了，可能会出现感冒加重。

❖ 笔者认为，抑郁症病人不可单纯服用抗抑郁药，这些药大多是镇静药，服用之后，不但让人的脑细胞"镇静"，人身体中所有细胞都受到镇静作用的影响，胃肠道细胞也会"镇静"下来，导致人的消化吸收减弱，服用镇静药时间越久，胃肠道功能越弱，身体的代谢能力越差。为什么吃了好多年抗抑郁药的病人很瘦却血脂高呢？因为分解和合成的代谢水平下降了。所以抑郁症患者只吃抗抑郁药是治标不治本。

❖ 肝胆系疾病并非肝胆有问题，而是气血出了问题，调肝血必须从脾胃论治。

❖ 手抖，不是手有病，而是手部的气血供应不足。笔者认为，由于气血不足也会引起心脏抖，也就是心房颤动、心律不齐等。

一　气血即胃气

气与血是人体内的两大基本物质。

何谓气？何谓血？《灵枢·决气》曰："上焦开发，宣五谷味，熏肤、充身、泽毛，若雾露之溉，是谓气……中焦受气取汁，变化而赤，是谓血。"由此可见，气和血都是饮食水谷所化，因此，气和血也是胃气。

血虚的人，面色青灰、青白，眼睑颜色变淡，乏力，没精神，甚至出现神志病变，嗜睡、脱发、记忆力减退，丢三落四。整个中医界认为气血可以补，如果气血真的可以补，就得出一个结论，谁有钱买阿胶、买熟地、买四物汤，谁的气血就足，但对于一个血虚的人来说，这样补血并不解决根本问题，很多人吃了补血的阿胶、熟地后，开始的时候有点效果，脸色红润，人稍微精神点，但吃了一个月或两个月后，舌苔变厚，吃不下东西，腹胀，因为这些药物易滋腻，加重痰湿，这说明补血的方向不对。

那么怎样补气血？首先要想一想，气血从哪里来？气血是水谷所化，自然是从脾胃而来，从这一点出发，再拓展开来，脾胃属土，只有温热才能化生气血，寒凉不能化生气血，所以真正化生气血的良药，应该是温补中阳的药，让中焦温热起来的药，中土一热，才能化生气血、才能有个好身体。因此，对应的处方应该是理中四逆汤、桂附理中丸、白通四逆汤等。

笔者治疗过一个农村儿童，两岁零九个月，得了贫血，父母带着他全国各地找医院、找医生，花光了家里所有的积蓄，也没有把孩子的贫血治好。医者都有济世之心，得知这个情况后，笔者让孩子的妈妈通过微信把孩子的舌苔、面色图片及病情总结发了过来，发现孩子的舌苔水滑，这是因为他津液较多，另外脸色青灰、眼窝发青，两侧青筋暴露，头大。最关键的是他的妈妈做病情描述的时候说道："孩子吃啥都拉稀，拉绿屎，不消化。"这一句话就让笔者找到了孩子贫血的病因，两岁零九个月的孩子消化吸收不好，久而久之则气血不足，贫血只是一个症状罢了，而气血是从胃气而来，因此孩子的症状虽然表现为贫血，但治疗的方向一下就指向了脾胃，病因为中焦中气不足、正气不足！

笔者告诉孩子妈妈去找一样药——婴儿健脾散，再用 126 克小蜜丸的桂附理中丸 30 粒或 20 粒和生姜、葱白、大枣、红糖一起煮水，用这个水来冲服婴儿健脾散。

这样吃了三个月，孩子的脸色变得红润，气色变好，人也精神了。孩子的妈妈说："我们孩子现在拉的是黄金便。"这说明孩子的消化吸收好了，孩子贫血的状况也好了，三个月的药，仅花了两三百元。

所以无论何种类型的贫血，关键是看其贫血是怎么形成的，当知道这个过程的时候，才知道怎么去应对。作为一名医生，千万不能像小品里说的那样："我不想知道它是怎么来的，我就想知道它怎么没的。"中医的思维是：你只有知道它是怎么来的，才能知道它是怎么没的。

气血是从脾胃来的，脾胃才是气血生化之源。

由于现代医学科技的发达和普及，大家都知道骨髓造血，一旦得了血液病，就想到骨髓造血，所以得了血液病的患者就想到换骨髓，那么骨髓用中医的理论来说，"肾主骨生髓"，因此治疗方向一下就指向肾，这看上去合情合理。但是指错了！血液病患者是因为骨髓造血功能不行，那么为什么要把治疗方向指向肾？为什么不指向脾胃？脾胃才是气血生化之源！

笔者认为，血液病的原因都在脾胃，人的脾胃寒凉，五脏六腑、四肢百骸都在寒土上生长，很难正常工作，就会生病。《黄帝内经》说"土生万物"，多少人没有理解这句话，"土生万物"是中医最核心的理论。人的脾胃属土，那么五脏六腑都属于万物，包括人的每一个细胞都是万物，人的骨髓也是万物之一，它们功能的正常与否取决于脾土胃土，忽略了这个问题，单纯强调骨髓的造血功能就失于偏颇了。

因此，真正理解了"土生万物"，我们才知道怎样去预防血液病，才知道治疗血液病用什么方法才是最正确的。

肝的生理功能是"藏血"，肝是藏血的，不是生血的，血从何处生？由脾胃化生而来。

脾胃生了血藏在肝叫肝血。因此笔者认为，当出现肝胆系疾病的时候，并非肝胆有问题，而是气血出了问题，这些症状都是气血不足导致的，即使肝胆本身出了问题，也是气血出了问题，当一个人出现月经量少、反甲、眼睛干涩、贫血等症状，要想调肝血必须从脾胃论治。

比如把手举起来停住 10 分钟、20 分钟，会感觉到手累、手酸，这时用手端东西或者倒杯水，会出现手抖，那么这时是手有病了吗？如果说没病，为什么抖？这时不是手出了问题，是气血出了问题，手作为一个"表达"器官告诉你，手部的气血供应不足，出现了气血亏、元气亏。

笔者认为，由于气血不足也会引起心脏抖，也就是心房颤动、心律不齐。因此，心脏抖不是心脏出了问题，仍然是气血、胃气出了问题。同样，肝脏的分解代谢差了，造成血脂高，这时是肝脏有了问题吗？原因仍然在气血上。因此，郑钦安说："五脏六腑皆是虚位，二气流行方是真机。"《金匮要略》开篇中也说："夫治未病者，见肝之病，知肝传脾，当先实脾。"古人很聪明，一下就把肝胆的病指到了脾上。

二　心神不稳需调胃气

11 个人落难到一个荒岛上，没有补给，如果这时我们观察每一个人的行为状态，有的无精打采，有的愁眉苦脸，有的大喊大闹，有的四处乱窜等，精神状态都不一样。

笔者用这 11 个人来类比人的五脏六腑，补给好比人的胃气。如果这时有补给送给这 11 个人，这些人的精神就会为之活跃，就会看到生机。但是没有补给相当于断了人的胃气，导致运化不好、吸收不好，五脏六腑亏气、亏血，表现出的病症也各不相同，这时应该怎么去治疗？如果根据各个病位的表现去治，相当于撵着病走，这辈子也撵不完。但是我们分析来看，无论是无精打采的，还是愁眉苦脸的，还是大喊大闹、四处乱窜的，都是因为看不到补给而看不到生机所表现出的心神不宁，如果这时不但给他们提供了补给，还给他们建了豪宅、买了豪车，这些人的精神还会是原来的状态吗？

通过这个例子笔者认为，人的五脏六腑出现了病变，不是它们本身出现了问题，而是在气血亏虚的情况下，身体的一种表达罢了。

什么是神？《素问·八正神明论》中用 6 个字便将神表达得很清楚——"血气者，人之神"。气血就是人的神。像得血液病的病人，到一定程度之后总是想睡觉，甚至发热，因为他血气不足了，没有神了。笔者认为，西医的高明之处就在于输血，输血就是输阳气，就是输阴阳，不用你消化吸收，直接通过输血给你补充气血。

心神是靠血气来滋养的。《黄帝内经》把这些问题看得非常清楚，血气从哪来？从脾胃中来，从水谷中来，《素问·平人绝谷论》曰："神者，水谷之精气也……谷气者，人之神，半日不食则气少，一日不食则气衰，三日不食则无神。"所以，笔者认为神就是气血、就是水谷、就是胃气。明白这个道理后，在治疗神志疾病的时候就会轻松得法。

笔者认为，得了抑郁症的人，万不可单纯服用抗抑郁的药，这些药大多是镇静药，服用之后，不但会让脑细胞"镇静"，身体中所有的细胞都会受镇静作用的影响，肠道细胞也会"镇静"下来，导致人的消化吸收减弱，服用镇静药时间越久，胃肠道功能越弱，身体的分解、代谢、合成能力越差。为什么吃了好多年抗抑郁药的患者很瘦却血脂高呢？因为分解不了、代谢不了。所以抑郁症患者只吃抗抑郁的药是治标不治本。

而中医看到的不仅是结果，还有整个病变的过程。当看到结果再想改变的时候为时已晚，或者即使结果改变了，但生命的轨迹也很难改变。而当我们看到过程的时候去改变它，就可以改变生命的轨迹。就像现在的人贪凉饮冷，伤中败胃，这就在往大病的方向上走，甚至在往死亡的方向上走，如果我们在生活中就注意不贪凉饮冷，或者在治疗中侧重扶阳扶正，就可以从大病的方向转换到健康的方向上。因此，正确的结果取决于正确的过程，这种意识很重要。

对于抑郁症患者，笔者让其服用重剂的附子、干姜后，效果基本都很好，但是对于躁狂患者需要注意，对这些患者如果用重剂的附子、干姜容易引起狂躁或病情加重，因为干姜、肉桂、附子有兴奋神经的作用。因此，对于躁狂患者不能简单地使用干姜、肉桂、附子，可以用卢铸之"镇八方法"里的药吃上一两周，配合饮食忌口，使中焦运化正常，水升火降，这时再用重剂的附子、干姜进行善后处理，效果会非常好。

笔者在安徽蚌埠治疗过一位32岁的女性情感障碍患者，她人非常胖，服用重剂的附子、干姜后效果不错，唯独出现心慌的症状，于是让她吃了几片普萘洛尔，心慌就消失了，然后继续服用附子、干姜，结果几个月下来，这位患者恢复得非常好。

因此，好身体是调出来的。治疗的过程中要根据实际情况学会变通、学会调治，不能一条路走到黑，中医有中医的优势，西医有西医的优势，中西医结合往往可以起到更好的效果。

师傅领进门，修行在个人。正如笔者讲的是基本的原理，是大体的思路，怎么用药，具体的方案、方法需要学者自己去悟。

三　气机升降是胃气升降

气机升降是饮食的升降，也是胃气的升降。食物从口腔吃进去，肛门排出来，是降；气血充盛，濡养全身，是升，只有降得正常，升得才正常。一个人如果吃饭好、消化吸收好，正常地降，正常地升，这样的人大多脸色红润，正气充足，较少出现头晕、乏力、脱发、耳鸣等症状。

相反，当某些人气机降的不正常的时候，他的生理状况就不正常，比如吃过饭就会腹胀，凡是长期腹胀的人，大都气机升降不正常，降得不正常就会导致升得不正常，降得不正常导致人的消化、吸收不好；升得不正常导致人的气血不足，就会出现头晕、乏力、脸色青灰或者灰黄、记忆力减退、没有精神等症状。

人的气机升降不正常，会产生很多病，比如咳嗽，是肺气不降；恶心呕吐，是胃气不降。正常的状态是胃以降为顺，胃气往下降，气才是顺的。一些人经常放屁，这是正常的，说明这个人能排气，身体基本没什么问题，用药效果也会更好，因为他有能力往下排、往下降。但是吃完饭就肚子胀、堵得慌的人就比较麻烦。

《素问·六微旨大论》曰："出入废，则神机化灭；生降息，则气立孤危。升降出入，无器不有。"这里所说的出和入，就是饮食从口腔进入，从肛门排出，一出一入，就有消化、有吸收、有营养。所以，当人"出入废"，即没有摄入饮食，或者不能排便的时候，"神机化灭"，就会产生疾病或病情加重。

笔者认为ICU里的病人几乎都是因为不能吃东西，最后才导致死亡，这是"出入废"的体现。那么"升降息，则气立孤危"，意思是升降正常，人才能有气血、有营养，才能正气足、元气足。当人"升降息"，即降不下去，升不起来的时候，就会"气立孤危"，没多少气了，人就快死了。所以神机和气机讲的是一个东西，即我们的神气。

中医把上工分为四种：神、圣、工、巧，望而知之谓之神；闻而知之谓之圣；问而知之谓之工；切而知之谓之巧。

　　神医在老百姓的眼里深不可测，其实如果能把中医的基本理论研习明白，很多人的病理状况一望便知。比如一个女人气色不好，脸色发黄，说明她的气血不足，平时脾胃不好，有头晕乏力、记忆力减退、丢三落四的症状，并且她的月经量会少，但早期可能会出现月经量多，因为气不能收摄，有血往外流，导致后期月经量少甚至闭经，因为没有那么多的血再往外流，所以身体主动"关闭"月经。而这些都可以通过一望便知。

　　当然，很多病症也不能通过一"望"便下结论甚至也"望"不出来，因此中医讲究的是辨证论治和整体观念，这就是中医的博大精深之处。

四　调和营卫需护胃气

　　元气、宗气、营气、卫气是中医基础理论中的四个气，这四个气都是靠水谷之气滋养，也就是靠胃气充养。所以，"水谷入胃，化生气血。气之剽悍者，行于脉外，命之曰卫。血之精专者，行于脉中，命之曰营。"即食物和水进入胃府，化为血和精气。精气行于经脉之外，叫卫气，血行于经脉之中，叫营血。因此营卫之气也是脾胃之气、水谷之气。

中医讲调和营卫，被称为"天下第一方"的桂枝汤即有调和营卫的作用，其方歌曰："桂枝汤芍草姜枣，调和营卫解肌表。兼有喘咳加朴杏，项背强急葛根讨。"即有喘咳的时候用桂枝加厚朴杏子汤，项背强急的时候用桂枝加葛根汤。该方歌解释得很妙，它说桂枝、甘草辛甘化阳；芍药、甘草酸甘化阴。所以桂枝汤有桂枝、甘草、芍药，因此可以调和阴（营）阳（卫）。

笔者曾经觉得这个组方似乎有些不对，但又找不出毛病来，后来反复研磨才知道是这种解释不对，其不正确的地方在于说桂枝、甘草辛甘化阳，那么辛甘是怎么化的阳？芍药、甘草酸甘化阴，酸甘怎么化的阴？把酸的东西和甘的东西放在一起就是酸甘化阴？把辛的东西和甘的东西放在一起就是辛甘化阳？

那么人体的气血阴阳从哪里来？是从胃气中来的，而胃气就是土气，只有温热才能化气，所以要说辛甘化阳可以，但是什么东西才能辛甘化阳？甘草干姜汤才可以辛甘化阳，甘草味甘、温中，治则温中；干姜，中焦之药，温中，那么它一温中，中焦一热，土一热，消化好，吸收好，气血丰富，这就是辛甘化阳。如果说桂枝、甘草辛甘化阳就太过牵强，桂枝怎么和干姜比？没法比！所以甘草、干姜、附子对应的处方四逆汤，或者桂附理中丸、附子理中丸、白通四逆汤等才是辛甘化阳的。

为什么白通四逆汤、桂附理中汤其辛甘可以化阳，还可以化阴？因为它可以让脾胃中的水谷运化起来，阴和阳都能吸收进来。为什么还要说酸甘化阴？古人是怎么想的？我们大胆地猜想一下，古人当时吃了一枚乌梅，酸得满口流水，津液出来了，阴液就出来了，于是认为酸甘化阴。其实这是值得推敲的，古人也说"尽信书不如无书"。笔者认为，酸甘化不了阴，只有辛甘才能化阴、化阳。所以元气、宗气、营卫之气，没有胃气的滋养都是"死气"。因此，真正调和营卫的方法是要保护好胃气。

五　表里本是一气

表气不舒，里气不和；里气不和，表气不利。郑钦安云："人身分为三焦，上焦、中焦、下焦，又称为三元，上元、中元、下元，上焦为天，中焦为地，下焦为水。三焦之气分而为三，合而为一，乃人身最关要之府，一气不舒，则三气不畅，此气机自然之理。学者即在这三焦气上探取化机，药品性味探取化机，便得调和阴阳之道也。"所以人身虽分三焦，但人是一个整体，一气不舒，三气不畅，就像被人拿锥子在后背扎了一下，不仅感觉到后背疼，全身都会有反应。

桂枝汤被称为"天下第一方"，《伤寒论》载："太阳病，阳浮而阴弱。阳浮者，热自发；阴弱者，汗自出。啬啬恶寒，淅淅恶风，翕翕发热，鼻鸣干呕者，桂枝汤主之。"我们看这些症状，"啬啬恶寒，淅淅恶风，翕翕发热"，这是身上微微怕冷的一种感觉，"干呕"就是胃气上逆。当表感受了风寒邪气之后，正气出表抗邪，里气亏虚，出现里气不和，胃气下降的功能减弱，气逆往上走，人就要干呕。

这种情况在临床中会经常遇到，很多人感冒发烧，不爱吃饭，为什么？因为人一感冒发烧，正气出表抗邪，运化吸收减弱，导致运化无力、吸收不好，人就没有食欲，这个时候医生一般会要求患者忌口，忌什么？不是忌辣的食物，而是忌难消化的食物，这些食物一进入体内，不易被消化，就需要更多正气来运化，那么出表抗邪的能力就差了，可能会出现感冒加重。所以当我们感冒、发热有表证的时候，需要清淡饮食，吃一些馒头、米饭、小咸菜，顾护胃气。

当人损伤了里气的时候才有表证，最明显的是在小孩子身上的体现，比如逢年过节时，家里的大人都回来了，见到家里的小孩都比较亲，都喜欢往宝宝嘴里喂点东西，结果把孩子喂撑了，积食了，加之平素贪凉饮冷伤了中气，中气一伤，表气不利。所以过完节后好多孩子就开始生病，一种症状是腹胀腹泻，一种症状是咳嗽发热，基本都是这个原因。

贪凉饮冷伤中败胃，里气不和，表气就不利，胃气一败，表气就不充足，这个时候人就容易感冒。因此，在治疗外感时，一定要记住"忌口"，有时忌口比吃药还重要。所以治疗外感有时效果不佳不是用药不当，不是诊断思路有误，而是因为患者没有严格忌口，没有考虑到身体的整体变化。

六　保胃气是护小太极之法

黄元御在《四圣心源·天人解》中说:"父母媾精,祖气始生,太极始立。"即自从父母的生殖之精相结合,人身体的祖气就产生了,人身体的"小太极"就确立了。

什么是祖气?即生之初气,也就是父母之精气,也叫先天肾气、元阴、元阳、元气,只是名称不同罢了。

那么祖气在哪里呢?我们不知道也找不到,笔者认为其受胃气操控胃气旺盛,祖气就旺盛。

那么人身体的小太极又在哪里?我们依然不知道,笔者认为,天地是大宇宙、大太极,人身体是小宇宙、小太极,而且我们知道它也是受胃气操控。

那么小太极到底在哪里?火神派第四代传人卢崇汉教授在"第六届全国扶阳论坛"上讲过,他说:"小太极就在黄庭。"黄庭,亦名规中、庐间,一指下丹田。因其黄色为土,正为结丹之土地。因此黄庭指的就是人体的中焦、脾胃,而"脾能母养馀脏,故养生家谓之黄婆"(苏轼《与孙运勾书》)。唐代吕岩的《七言》中写道:"九盏水中煎赤子,一轮火内养黄婆。"黄庭可以理解为黄婆家的庭院。有胃气则生,无胃气则死,抓住中焦、抓住胃气,人就能生,胃气旺盛,人身体的小太极就旺盛。所以卢崇汉教授对人身体小太极的定位在中焦，中焦是胃气之居所，因此，笔者认为脾胃就是人身体的小太极。

医圣张仲景在《伤寒论》六经辨证里有三阴、三阳，三阳无死证，三阴有死证之说，三阴死证的治疗都用四逆汤、白通汤等方，为什么？方中炙甘草、干姜、附子都是温中的，且四逆汤的作用全在中焦。通过温中，使脾胃之土温热起来，这是保胃气之法，也正是顾护人身体小太极之法。

学思践悟

❖ 中医看到的不仅是结果，还有整个病变的过程。当看到结果再想改变的时候为时已晚，或者即使结果改变了，但生命的轨迹也很难改变。而当我们看到过程的时候去改变它，就可以改变生命的轨迹。

❖ 现在的人贪凉饮冷、伤中败胃，这就是在往大病的方向上走，甚至在往死亡的方向上走。如果我们在生活中注意不贪凉饮冷，或者在治疗中侧重扶阳扶正，就可以从大病的方向转换到健康的方向上。正确的结果取决于正确的过程，这种意识对于医者很重要。

❖ 人体五脏六腑的病变反应，不是它们本身出现了反应，而是因为亏气、亏血的情况下，身体的一种表达罢了。

❖ 脾胃属土，只有温热才能化生气血，因此治疗血液病需要温中温阳。

❖ 作为一名医生，不能像小品里说的那样："我不想知道它是怎么来的，我就想知道它怎么没的。"中医的思维是：你只有知道它是怎么来的，才能知道它是怎么没的。

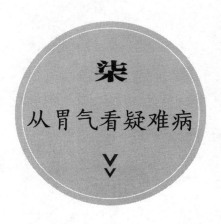

柒

从胃气看疑难病

∨∨

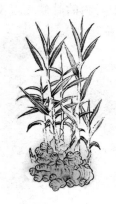

引言

《素问·刺法论》曰："正气存内，邪不可干。"发病与不发病其邪其正怎么区分？难道外面的寒邪就是邪？或者热邪就是邪？可为什么同时受寒受热的人，有人得病，有人不得病呢？所以决定发病的不是邪，是正！当一个人正气虚弱、正气不能存内的时候，人才会得病。

重点阅读

❖ 肝风内动是中医学提出的一个概念、一种说法而已，它的根本原因是中气虚、胃气虚、正气不足、气血不足、元气不足导致的身体不能协调支撑，而出现的抖或摇。

❖ 人体的风与寒热有关，脾胃虚寒，正气不足，胃气不足，才引起了风。

❖ 肝阳上亢的病机是中焦受阻，阳亢于上，即上面有余；阴亏于下，即下面不足。

❖ 糖尿病、高血糖，病变部位在胰岛，胰岛不能正常分泌胰岛素，血糖才持续高。但很多医生却不去为患者治胰岛，而是降血糖，结果患者降了一辈子血糖也没有真正去治疗糖尿病，最后所有并发症一拥而上，五脏六腑共同亏竭。

❖ 血脂高低与人是否吃肉关系不大，而是和人的中气、正气、免疫力及人身体的分解、合成等代谢能力有关系。一个人中气虚、正气虚、代谢功能紊乱造成脂肪堆积才是血脂高的根本原因。

❖ 当身体某个部位寒凝血瘀、气机阻滞的时候，身体突然把压力提高，是为了自我修复、自我改善，但我们没有读懂这种身体语言，所以单纯降血压，久而久之病才会显现，当疾病显现的时候再去治疗已经晚了。

❖ 当认为咳嗽是病的时候，就会去止咳，一旦止咳、镇咳，肺内、气管内的痰湿水饮等致病因素咳不出来，就会积压在体内，时间越久量越多，越咳不出来，久而久之就形成阻塞性肺疾病，形成肺动脉高压，累及心脏，就会形成肺源性心脏病。如果这个高压解决不了，久而久之还会形成高血压。

✤ 汗、吐、泄、疹都不是病，它们都是人的身体遇到某些疾病，或者受了寒凉，或者有异物进入体内后身体出现的自然反应。无形的寒邪进入体内，必须借助有形的东西才能出来，或是汗，或是吐，或是泄，或是疹，等等。

✤ 吃饭时大汗淋漓，是因为体内有伏邪，也就是身体里边一直存有寒气。

✤ 人的体温降低1℃，免疫力会降低30%以上，相反，如果在正常范围内，体温每升高1℃，免疫力会增强5~6倍。气血遇热则行，遇寒则凝。

一 肝风内动可以平肝熄风吗？

风、寒、暑、湿、燥、火是自然界中的"六气"，引入到中医理论中被称为"六邪"或"六淫"，并认为风为百病之长。风怎么会使人生病呢？高烧就是风寒吗？风是怎样进入人体的？又是怎样危害人体的？比如十几个人都穿着单衣站在风口上，最终这十几个人中有一部分人得了风邪之病，有一部分人却没有得病，为什么？

一直以来，我们错误地认为感受风寒、感受风热，所以才祛风寒、祛风热，当我们认清了风寒也好，风热也好，其发病的根本原因不在于风寒、风热，而在于正气的强弱，你的目光看到正气这一端的时候，在治病的时候就不会拘泥于寒和热的邪气，而是从正气入手。正气从哪来？从胃气中来，胃气就是土气，只有温热才能化气，经过这样的分析笔者认为中医的"治本"不是攻邪，应该是扶正。因此，风根本进入不了人的身体，因为人体中有各种屏障。

长期以来，为了讲解中医理论，人们有意无意地把自然界的风、寒、暑、湿、燥、火等"六气"引入到人体，以此类比，认为人体中有风、寒、暑、湿、燥、火（六邪），笔者并不这样认为。

那么风是怎么来的？我们尽量还原古人的思维：古人观察自然，看到风吹树摇，有些病的症状（如帕金森病也有手摇手抖，就像风吹树摇一样，于是认为人体内也是因为有风邪导致这种病症出现）。但是这里犯了一个错误，"风吹树摇"是对的，但是树摇不一定有风。生活中，人们经常会犯这种认识上的错误，比如咳嗽，当人有支气管炎或者肺部有感染的时候，因为有坏死细胞等"垃圾"出现，人这时的咳嗽是在往外咳"垃圾"，否则这些"垃圾"会堵住呼吸道，疾病不能好转。结果人们就得出了一个反推的结论，认为只要咳嗽就是有炎症，即使这时拍 X 线片也不一定有炎症，或者化验一下血常规看到白细胞也不高，但是一些医生还是要给患者开一些抗生素，其实这是错误的思维。

那么，风为什么与肝对应起来？因为肝属木，如果是肺属木，就会与肺对应起来，因为古人看到的是风一吹木就摇，所以就有了"肝风内动"之说。

再比如一个人五六天不喝水、不吃饭，然后让他站起来走两步，你会发现他手摇、腿抖、浑身哆嗦，如果用传统中医的观点看，认为他肝风内动了。其实通过这个变化过程我们才知道，真正的肝风内动是因为人的正气虚、元气虚、气血不足之后不能支撑你的身体，你的身体才抖、才摇。因此，笔者认为，风和肝风内动只不过是人们提出来的一个概念、一种说法而已，它的根本原因是中气虚、胃气虚、正气不足、气血不足、元气不足。

认清这些问题后，你就会知道老年帕金森病用平肝熄风的方法是没用的，要温中温阳，正气一足，胃气一足，手不抖，都不用潜阳熄风的药。小儿抽动症也不要单纯从平肝熄风的角度去治，运用温中温阳之法也可治愈。

有些书对肝风内动证的解释是肝风不因外感风邪而动者，临床出现眩晕欲仆，震颤，抽搐等症状的病证。多由肝肾阴液、精血亏虚，血不养筋，肝阴不能制约肝阳而肝阳亢奋无制所致。

因此笔者认为，人体的肝风内动与风没有关系，是因为人体的中气虚、正气虚，《素问·至真要大论》中说："诸风掉眩，皆属于肝。"意思是各种表现为抽搐、眩晕的风证，多属于肝的病变。它说"皆属于肝"，之后没有下文，《黄帝内经》之所以好，因为它不出方，不出法，只给你讲理，所以它只告诉你，"诸风掉眩"这事归肝管，你要把它分属五脏，只能分属于肝，但是怎么治，它没告诉你。什么原理？也没有阐述。

那么说"诸风掉眩"归肝经可以吧？可以！说是肝血不足可以吧？可以！肝血从哪来？从胃气中来，脾胃是气血生化之源，而肝藏血。所以，即使病从肝来，最终还是要归于胃气，这就是《黄帝内经》让我们去理解的东西。但是后学者很多人把风和肝较上劲了，其实古人想问题很简单，古人看到风一吹，树就摇，所以人体一抖，就像风吹树一样，这就有风了，实际人体内怎么能产生风呢？

自然界中风的形成与气温的差异有关，寒气压力大，向热的地方流，寒热对流，就会形成风。那么，人体中怎么会形成风呢？是不是人体中也应该有寒热？风只是一个表象，其根本原因与寒和热有关，这样，我们对风就有了另外的认识，比如，人手抖，不应该从风的角度去思考，而是要从寒热的角度去探索，治病求本，这才是根本的问题。如果说手抖就是风，就平肝熄风、平肝潜阳，这样治就太表面了，这是中医存在的一些认识上的问题，错误的认识会导致我们错误地用药。

因此，笔者认为，治疗肝风内动之证，不是用平肝熄风的方法，而是用温中温阳的方法，因为肝风内动与胃气有关。

二 肝阳上亢是肝肾阴亏吗？

中医对于肝阳上亢证的传统认识是由于肝肾阴亏，肝阳上扰所表现的上实下虚证候，又称肝阳上逆，肝阳偏旺。也就是肝阳盛于上，肾气肾精亏于下，所以用平肝潜阳的办法去治，这是我们过去的认识，其实从生活中取一个例子就能看明白肝阳上亢。

比如农村种地，遇上干旱的时候，靠机井抽水来灌溉，从机井中抽出水来，水经过水渠，流向大地，达到灌溉农田的目的。如果在这条水渠的中间放块石头一堵，就出现两种情况，一是在上游出现"有余"的情况，多出的水溢出水渠；二是下游出现"不足"的情况。

这与肝阳上亢的病机极其相似。阳亢于上，即上面有余；阴亏于下，即下面不足。其根本原因是中焦受阻，出现上下两种不同的状况。所以肝阳上亢的病机也是中焦（即胃气）受阻，这个时候我们去平肝潜阳，用天麻钩藤饮、羚角钩藤汤、镇肝熄风汤等类药物只能治标不治本。只有通过表面现象，真正洞察病机在中焦的时候，我们才知道去温中温阳，中焦一热，水自升、火自降，气机条达，上升下泄，疾病则愈。

有一个方剂叫"补中益气丸"，出自《脾胃论》，具有调补脾胃，益气升阳，甘温除热之功效。主治脾胃虚弱、中气下陷。症见食少腹胀、体倦乏力、动辄气喘、身热有汗、头痛恶寒、久泻、脱肛、子宫脱垂等。临床上常用于素日少气乏力、饮食无味、舌淡苔白、脉虚者，脾胃气虚、身热多汗或素体气虚、久热不愈，以及气虚外感、身热不退者。方剂组成为：丸、合剂类是黄芪（蜜炙）200克、甘草（蜜炙）100克、党参、白术（炒）、当归、升麻、柴胡、陈皮各60克；颗粒剂类是黄芪（炙）、党参、甘草（炙）、当归、白术（炒）、升麻、柴胡、陈皮、生姜、大枣；口服液类是白术、柴胡、陈皮、大枣、当归、党参、甘草、黄芪、升麻、生姜。

其方义为：炙黄芪甘温补升，善补中益气、升阳举陷，故重用为君药。党参甘补而平，善补中益气，兼能养血；炒白术甘补扶正，苦燥利水，善补气健脾、燥湿助运；炙甘草甘平偏温，既益气补中，又调和诸药。三药合用，既增强君药补中益气之功，又除水湿，故共为臣药。陈皮辛散苦降而温，善理气健脾开胃，以防补药停滞；当归甘补辛散温通，善补血和血，以利中气化生；大枣甘温，善补中益气；生姜辛微温，善温中开胃。四药相合，既助君臣药补中益气，又理气健脾开胃，使诸药补而不滞，促进补力发挥，故共为佐药。柴胡苦辛微寒，轻清升散；升麻辛微甘性凉，升散清泄。二药合用，可助君药升举下陷之清阳，故共为使药。全方配伍，补中兼升，使中气得健、清阳得升，共奏补中益气、升阳举陷之功，故善治脾胃虚弱、中气下陷诸病证。

各类剂型中均有黄芪、党参、白术，创方者是认为中气可以补，因此用黄芪、党参补气，用白术健脾，认为这些就可以补中气。但笔者认为，中焦之气就是胃气，胃气就是土气，土只有温热才能化气。因此，中气不是补出来的，是有了温热的脾胃环境后自然化生出来的。

方剂中还用了升麻和柴胡来升阳，其实人体中的阳气怎么能靠外力升呢？因为"五行之升降，水火之交集，升则赖脾气之左旋，降则赖胃气之右旋。"其实人体气机升降的操控不是靠药物，或者说不是受外界的操控，而是受中气即胃气的操控，中气（胃气）一足，脾胃得到充分的润养，脾自升、胃自降，中气自升自降，所以正常人不用吃药，吃饱了、喝足了，脾气该升自升，胃气该降自降，所以"脾升胃气，金木交并，自然之事也。"

该方剂中黄芪补气，但有一个问题，易致上火，气机壅滞，所以又加入了陈皮，"可助君药升举下陷之清阳，故共为使药"。陈皮是助，帮着往上举，其实他不知道气从何来，《灵枢·决气》上说"气是饮食水谷所化"，即胃气。

李东垣在《脾胃论》中也讲了该方剂是辛甘温之剂，具有甘温除热之功效。如果从"辛甘温之剂"的角度讲，干姜——辛、炙甘草——甘、附子——温，因此笔者认为与其对应的更贴切的方剂应该是四逆汤、桂附理中丸等。

三　肝胆病治需实脾

《金匮要略》开篇说，"见肝之病，知肝传脾，当先实脾。"早在1700年前《伤寒论》的时代就一下把肝胆病指向"脾"，而现代医学中肝胆疾病多数都会出现肠道的症状，因为肝是最大消化腺，那么肠道的症状多因脾胃不和、中焦虚寒。

《金匮要略》又说："中工不晓其传，见肝之病，不解实脾，惟治肝也。"意思是对于此病如果从肝上去治的医生就把自己锁定在了"中工"以下的水平。中医分上工、中工、下工，"上工治未病，中工治欲病，下工治已病。""中工"即比"上工"差一点的医生。"故实脾，则肝自愈。此治肝补脾之要妙也"。

　　所以笔者认为，治疗肝胆的病就要调脾，包括肝硬化甚至有腹水的也要健脾、温脾，加一些利尿利水的药即可。因为有肝硬化腹水的一定不要急于治水，如果急于治水利尿会损伤元气、损伤正气，不利于恢复，只要患者能耐受，就给予重剂温中药物，等患者的中气一上来、正气一足，这个病就可以治好。

　　湖南有位老中医，曾记录过一个治疗失败的案例给后学者做警示，他治疗的这个病人是肝癌腹水，这位老中医用了温中健脾的方法，疗效很好，患者的精神体力也在逐渐恢复。但是有时候患者和家属都会有些"贪心"，看到治疗很好，就想好上加好，于是这位患者的家属提出，"我们这患者腹水这么重，吃不下饭，躺下也难受，给他去去水吧，让他能吃点利水药消一消。"

　　在患者家属的反复央求下，老中医心一软，就给患者开了利水的药，结果服用后没有效果，老中医就又给开了重剂的舟车丸，一剂服下去后，确实前后并通，水也下去了，也开始腹泻，小便也出来了，患者感觉肚子舒服了很多，家属们都很高兴，认为这个病终于治好了，但是没过几天，患者病情再次反复，仅半个月，人就去世了。其原因是误用舟车丸造成患者的正气、元气大伤，最后导致这个病到了不可挽救的地步。

　　后来老中医记录了这个病案以警示后人，并在病案中写道："治病是为了救人，为了让人活着，不能为了把病治好而不管人的死活，很多病要想治愈是急不来的，为此，医生要有定力，不能轻易被外界干扰。"这是多么沉痛的警示，现在有多少医生是把患者的生命放在一边，眼睛只盯在治病上？有多少患者又经历过本来用几毛钱就能治好的病，最后却花掉几万、几十万？一名合格的医生不仅仅要治好人的病，还要保人的命，保人的胃气。因此，万不可错误地用药。

笔者早些年时也错误地治疗过一位哮喘的病人，患者 50 岁左右，满口青黑，整个人都是青黑的，眼睛失神。他的家属们认为患者病到了最后的关头，但还是希望笔者给开点药试试，看看还有没有转机，于是笔者用大剂量的麻黄给他宣肺平喘，当时患者感觉轻松舒服了一些，但没过几天就病情加重，去世了。

虽然家属们认为患者的去世与治疗没有关系，笔者当时也没有什么反应，但后来随着我对中医研学深入，再次回想起这个案例，觉得自己还是有不可推卸的责任，问题也是出现在给人错误地用药上，麻黄的升散、耗散功能相当于给人拔了肾根、拔了阳根。所以，笔者认为为医者万万切记不要轻易给患者用升散、耗散的药，像麻黄、细辛、桂枝等。麻黄附子细辛汤是好方子，但一定要做到对症下药！

为医者要慎之又慎，每一个失败的案例都是沉痛的！为医者更要从失败案例中总结教训！

四　高血糖病在胰岛

人们都知道糖尿病（此处主要指 2 型糖尿病）、高血糖病变部位主要在胰岛（胰腺内分泌部的大小不同的细胞团），胰岛出了问题，不能正常分泌胰岛素，血糖才持续偏高。

虽然病因在胰岛，但很多医生却不去为患者治胰岛，而是降血糖，结果患者降了一辈子血糖却没有真正去治疗糖尿病，靠着胰岛素维持几年，再加上严格忌口，这不能吃，那不能吃，导致身体缺乏营养，最后所有并发症一拥而至，五脏六腑共同亏竭。

同时我们观察到另外一批高血糖的病人，血糖高，不忌口，不遵医嘱，肉也吃，粉条等含淀粉的食物也吃，用这批高血糖患者自己的话说，"宁可病死，不能馋死"，吃了二十年、三十年，结果这批患者虽然最终血糖还是高，但是身体状况相对较好，并发症来得较晚。

那么真正的糖尿病、高血糖怎么治？我们如何才能让胰岛功能恢复？这就是"五脏六腑皆是虚位"，胰腺也是身体的脏腑，即虚位，"二气流行才是真机"，即气血、元气、真阳才是真机。那么阴阳二气，即元阴、元阳都是胃气所化、胃气充养，胃气就是土气，土只有温热才能化气。因此，用调理胃气的方法就可以治愈糖尿病、高血糖。

中医说"不以数推以象谓之"，中医不是用数来计算的，是以象来研究的，西医恰恰是以精确的数字来推断的，例如高血糖患者，血糖 5.9mmol/L 或 6.0mmol/L 了，还没有超过 6.1mmol/L，那么认为其还不是糖尿病，过了 6.1mmol/L 血糖就偏高，过了 7.7mmol/L，就是高血糖了。但有些人血糖就是高，就像人的体质一样，有的人就是偏寒的体质，有的人就是偏热的体质，有的人就是偏湿的体质，所以单纯从数字上来看，很容易出现偏差。

再比如你买了一盆花，刚搬进家里时这盆花长得枝繁叶茂，但你把它放在了一个阳光照射不到的地方，每天给它浇一杯水，十天、二十天后，这盆花不再枝繁叶茂，而枯萎、凋落，为什么？因为它的土又寒又湿，就像人的脾土胃土又寒又湿一样。所以当花有病的时候，任何一个养花人都不会去想怎样给这朵花来治病，而是把花盆搬到太阳能照射到的地方，半个月浇一次水、松一松土、施一次肥，这样再过一两个月后，这盆花又开始枝繁叶茂了。

这就是用"象"来为花治病，我们的胰岛也是这样，我们的身体虽然脾胃虚寒、中焦寒湿，不是十天、二十天，而是二十年、三十年之后，你的胰岛就会出问题，有人会问，为什么是胰岛出问题而不是其他地方出问题？因为每个人都不一样，五脏六腑气血水平各不相同，胰岛比较差的，就容易得糖尿病；肾比较差的，就容易得肾系疾病；心比较差的，就容易得心系疾病。

因此，胰岛在你的身体里，就像长在花盆里的小苗一样，只要改善土壤的环境，让土温起来、热起来，不再寒、不再湿，过一段时间小苗就会恢复过来，胰岛也是这样。无论从哪个角度讲，治疗糖尿病、高血糖不要只盯着血糖，而是去温中温阳，这个病才会治好。

所以，有些糖尿病患者，人清瘦，眼窝发青，舌苔厚腻、水滑、青紫，忌口都非常严格，不吃糖、不吃肉。那么为什么很多素食主义者也会血脂高？因为血脂高的原因与是否吃肉关系不大，是和中气、正气及身体的分解、合成等代谢功能有关系，一个人中气虚、正气虚、代谢功能紊乱造成脂肪堆积才是血脂高的根本原因。

很多人认为泡温泉能治病，商家们也借此大肆宣传自己的温泉中有多少对人体有益的微量元素、有效成分。想一想，我们吃进肚子里的微量元素有多少？消化吸收都没有起到那么大的作用，泡个温泉经过皮肤又能吸收多少？那么泡温泉为什么又能使某些得病的人得到缓解？是因为温泉的"热"。进到热水里一泡，身体一热，血液循环一好，身体代谢功能增强，这才是温泉有效果的根本原因。

五　高血压越降越高

高血压是怎么形成的？正常人，水升火降，气机条达，没有高血压。笔者认为，当贪凉饮冷、暴饮暴食，血管热胀冷缩，日积月累，血管变细了，压力升高，就形成了高血压。

　　笔者曾长期观察过高血压患者，其中一人是内蒙古赤峰市人，平时收缩压 240～260mmHg，舒张压是 140～170mmHg，笔者劝他吃点降压药，他坚持不吃，于是笔者就将他纳入了观察对象范围中，看看高血压患者不吃药最终会怎么样，会不会引发心脑血管病。

　　很多年过去了，这名高血压患者没有出现太大的问题，后来笔者搬到了北京，但对这名患者一直没有放弃观察，几年过去了，再打听他的消息时，他已经去世了，为了了解他去世的原因，笔者询问了几位知情人，知情人说他不是因为高血压去世的，也没有脑出血，是因为肺癌。

　　由此笔者一下明白了，这位高血压患者当年就应该患有肺癌，肺部癌症导致气滞血瘀使血压升高，身体自身在修复、在调整，结果患者在检查的时候只发现了高血压却没有发现肺癌，因为人身体的生物感应是最精微的，因此各种检查都没有发现，等血压高了很多年之后，身体自身也修复不了、解决不了的时候，最终才发现致命的是肺癌。

　　通过这个案例可以看出，这位患者的血压那么高，十几年来不吃药脑血管没有问题，心血管没有问题。因此，高血压患者如果不吃降压药，反而轻易不会得心脑血管病，不会得心肌梗死、脑梗死。相信会有很多人驳斥这个观点，但这是笔者从生活实际上来讲的，是联系生活实践来探索的，并非单纯从理论上探索。

　　那么高血压到底是怎样形成的？人是一个整体，经脉、气血都正常的情况下，水升火降，气机条达，这个时候的人没有高血压，但是我们在日常生活中不懂得怎样去养护，频繁贪凉饮冷、暴饮暴食，伤中败胃。当身体变得寒凉的时候，血管热胀冷缩，变细了，血液阻力大，血管压力大，消化、吸收、代谢都慢，就产生痰湿、气滞、瘀血阻滞，血压必然会增高。而且在贪凉饮冷、伤中败胃过程中，除了血管变细之外，身体寒凉，寒凝血瘀，气滞不通，瘀血阻滞，这个时候没有别的办法，身体只能加压，但即使加压，血流也无法改善的时候就形成了人体持续的高血压。因此，笔者认为高血压患者体内的寒如果不祛，血压根本降不下来。因为人身体受寒后压力就会提高，比如当手冻伤了，即手受寒的时候，血管一收缩，末梢循环不好，手组织就要坏死，这时被身体感知之后，身体就得为受寒的手增加供血及改善血液循环，那么你的身体除了加压还有别的办法吗？没有！所以高血压是身体的一种反应。

当我们身体某个部位寒凝血瘀、气机阻滞的时候，身体突然把压力提高，就是为了自我修复、自我改善，但我们没有读懂这种身体语言，所以只去降血压，久而久之，当疾病显现的时候我们再去治已经晚了。头部是人身体最高的地方，当头供血不足的时候或脑血管痉挛局部供血不足的时候，身体就会反射性地加压，改善供血、改善循环，这个时候单纯降血压，结果发现血压往下一降，患者就头痛、头晕、乏力、没精神，由于大脑供血不良，脑萎缩、脑梗塞、心肌梗死等一系列的病都出来了，这是很可怕的。

六　风湿、类风湿病因在脾

风湿、类风湿疾病属中医痹病范畴。侵犯四肢关节，用中医的一句话叫"脾主四肢"，即脾阳、中气、中阳主四肢，所以四肢关节的病，包括痛风、鹅掌风等都可以用温中温阳之法来治。《灵枢·本藏》曰："寒温和，则六腑化谷，风痹不作，经脉通利，肢节得安矣。"即人的身体若寒温相和，六腑就能化谷，能消化、能吸收、有胃气，从而风寒湿痹不会侵犯，经脉通利，肢节得安。如果将这句话变个说法，即"寒温不和，则六腑不能化谷，风痹作，经脉不能通利，肢节不得安。"这正是风湿、类风湿疾病的一个写照。那么笔者认为人体的"寒温和"指的就是中焦脾胃的"寒温和"，这与"脾主四肢"完全吻合，用这种方法去治疗风湿、类风湿疾病是可行的。

笔者治疗过的两例患者中，虽然最终结果有差异，但都证明了"脾主四肢"的正确性。其中一例患者，30岁左右，当时他身体骨瘦如柴，关节肿大，肌肉凹陷，怕冷、怕风，什么活也不能干。前来就诊时正值腊月，他恳切地说："董大夫，这个病太折磨人了，你给我好好看看，哪怕让我过年期间不疼就行。"笔者给他开了重剂的附子、干姜，并告诉他只要坚持吃药，严格忌口，到过年期间应该就会有好转。这位患者很听话，完全按照药方及服用方法用药，脾胃一温，身体一热，血液流通顺畅，过年期间果真没疼。见到效果后，这位患者也有了信心，一直坚持吃了一年多的药，他的症状基本消除了，唯独还剩关节肿大这一症状，但是不疼，可以正常生活了。

后来患者不想继续吃药了，笔者就建议他用200克生附子泡1斤酒，涂抹肿大的关节，七到十五天为一个疗程，坚持一年多后，这位患者关节肿大的问题解决了，现在与正常人一样。

这期间，这位患者介绍他的一位病友前来就诊，笔者同样给他开了重剂附子、干姜温中温阳，但是这个案例却失败了，失败的原因在于患者自身。

该患者是一名幼儿园教师，面色青灰，体温在35℃多点，每天丑时（即凌晨1点至3点）就浑身疼痛难忍，难以入睡。该患者之所以这个时间段病情加重，是因为丑时是一日当中阴气最盛、"最寒凉"的时间。

一天当中的子时相当于一年当中的冬至，冬至之后是小寒、大寒，即丑时，所以很多人得疑难病、大病发病或死亡基本都在丑时，这些患者若能熬过这个时间段，在一天中的其他时间段里其本不会出现大的问题。

该患者也掌握了这个时间规律，因此养成了每天测体温的习惯。服用了笔者给他开的药后，他的体温在一点一点地提升，从35℃多点到36℃多。服药7天后，体温回升到36.5℃左右。吃完第14副药后，体温回升到36.8℃左右，这时他感觉一身清爽。再继续服用两个月药后，他可以开车出去游玩了。

有一天他给笔者打电话汇报病情："董大夫，我现在身体状况特别好，你不让我吃西瓜，我也吃了几块，都没影响了。"笔者叮嘱他不要因为有点小效果就忘乎所以，要继续忌口，远离寒凉的环境和食物，温中温阳以巩固成果，否则会功亏一篑。

可惜这位患者开车出去旅游了两个月，期间过度劳累，贪凉饮冷，浑身又开始疼，笔者再给他用药补救的时候效果不佳，"病最怕反复"，从热到寒很容易，从寒到热不容易，身体寒凉一次，用 10 副温热的药都很难扳过来。后来，这位患者又继续吃了一个多月的药，仍然效果不好，疼痛依旧，最后他自己就放弃了。

所以笔者认为，风湿、类风湿这类疾病，病因就在中焦脾胃。

七　咳吐汗泄疹痛不是病

咳、吐、汗、泄、疹、痛这几个字有一个共同特点，都是疾病的症状。那么，它们是病吗？

通过"咳"来分析，咳嗽是病吗？一般人都会说咳嗽不是病。人咳嗽是好的症状还是坏的症状？一般人也会说是好的症状。既然咳嗽不是病，咳嗽几声也是好的症状，那么在咳嗽的时候为什么要去止咳、镇咳？

生活中，人们经常会出现这样的情况，对一件事情的看法是"心里明白腿打飘"，想着应该这样去做是对的，最终没这样做。的确，咳嗽不是病，只是一个症状，咳嗽在一定程度上是一个对人体有益的动作，见咳嗽就止咳的是一个错误。

健康人早晨起来咳嗽几声，清清嗓，把肺内、气管内的痰液吐出来，这对身体是有益的。当我们认为咳不是病的时候，就不会盯着去止咳，通过咳嗽把痰液排出之后自然就不咳了。但是如果认为咳嗽是个病，就会去止咳、镇咳，这时肺内、气管内的痰液出不来就会残留在体内，时间越久量越多，越吐不出来，久而久之就会导致肺部疾病甚至累及心脏，形成肺源性心脏病。由此可见，一声咳嗽，牵一发而动全身。

肺炎、气管炎大多有咳嗽的表现，但是咳嗽不是病，肺和气管的炎症才是病根，必须把炎症清除了、修复了，这与清洗伤口是一个道理。但是很多人却去止咳，然而越止咳越是止不住，因为有炎症才引起了咳嗽，但是咳嗽并不一定是有炎症，所以很多人一咳嗽就会习惯性地吃抗生素、止咳药，这是一个非常大的错误。

笔者认为：不止咳，天下无咳；不定喘，天下无喘。一个身体比较健壮的人，当体内有痰湿水饮的时候就想咳，但却被压制着不让咳，时间一长，便会久咳不愈。

再用热胀冷缩原理来分析"咳"，正常咳一声，痰吐出来了，但为了止咳，用上清肺止咳的药后，热胀冷缩，气管经脉随之收缩，功能减弱，本来咳嗽一声可以把痰吐出来，现在咳嗽三声五声也很难把痰吐出来，即形成干咳无痰。越是干咳，你越是止咳、镇咳，久而久之就没有能力咳了，咳不出来的时候就会憋气，形成气喘。

比如小孩感冒会有发热、咳嗽等症状，但是人很精神，脸色红扑扑的，也喜欢与人说话，即使高烧到39℃、40℃的时候也没啥问题，精神体力依然很好，可是这个时候父母家人害怕了，"烧成肺炎怎么办？烧成脑炎怎么办？"赶紧给孩子退热、镇咳，最后孩子体温降了，但是开始久咳不愈，再继续给孩子止咳、镇咳。

其实小孩属"稚阴稚阳"之体，没有多大病，就像新车一样，没有大毛病。最后把孩子逼到一定程度，用力打一个喷嚏，满鼻子、满嘴蹿出来的全都是痰，这些痰出来之后，孩子的咳嗽、憋气立即减轻。

所以，笔者认为咳不是病，不能单纯止咳。

我们再看矽肺是怎样形成的。矽肺又称硅肺，由长期吸入大量游离二氧化硅粉尘引起，以肺部广泛的结节性纤维化为主的疾病，是尘肺中最常见、进展最快、危害最严重的一种类型。但是不要忘记，人体有强大的自我修复能力，当粉尘进入我们的肺内、气管内时，人会立即打喷嚏、咳嗽，一咳一吐，吸进的粉尘就会被清理出来，同时这一咳一吐又是身体的语言，表示这个环境中有异物进入体内，要做好防护措施，如果对此无动于衷，仍然在这样的环境里工作或者生活，也不注意防护，粉尘就会在肺内逐渐沉积，咳嗽的频率也会增加，排痰的需求也会增加，于是患者开始吃抗生素、清肺药、止咳药、镇咳药等。通过这些药物压制咳嗽，减少排痰，使粉尘和痰都沉积在体内，久而久之形成矽肺。

当明白这个道理后，笔者认为治疗矽肺的办法不是去治肺，不是去止咳，可以用二陈汤去化痰，再服用重剂温中温阳的汤药把中气提起来。土能生金，中气越足，肺气越足，身体自我修复、自我调整能力增强，促进肺的功能恢复，咳嗽、憋气等症状都会随之减轻，矽肺逐渐治愈，这才是治疗矽肺的正确办法。

风湿、类风湿、痛风、痛经等，这些痛都是身体在修复、在调整。笔者认为痛经，就是宫寒，只有宫寒时才会痛，所以痛经是身体的一种反应，是身体的一种语言，身体以疼痛的形式表达："我体寒，我宫寒，我痛。"所以这时应该去治寒而不是去治痛，可现在的人们服用止痛、镇痛药物，结果止痛 30 年，就痛经 30 年、体寒 30 年、寒凝血瘀30 年，严重者甚至引发癌变。所以，无论是医生还是患者，如果不善于读懂身体的语言，很多病治不了，甚至酿成大祸。

痛是病吗？人们都认为是病，其实吐、汗、泄、疹、痛都不是病，它们都是你的身体遇到某些疾病，或者受了寒凉，或者有异物进入了体内后身体出现的自然反应。比如身体受寒了就会疼。体内受寒了就会泄，因为肠道是身体内最温热的地方，当有寒凉的东西侵袭肠道的时候，身体感知到寒凉会危害到肠道、危害到脏腑，于是就会启动自我修复能力，主动把这些东西往外清除，怎么清除？当然是走最近的道，即通过大便把寒凉之气排泄出去，这就是泄。对于泄，如果不去温中而去止泄就犯了错误。

那么大便秘结即便秘，为什么用寒凉、清火的药物就可以缓解？其实并不是寒凉的药把火给你清掉了，而是寒凉的药进入肠胃后引起的一种身体的反应，身体要排寒、排毒，在这个过程当中捎带着把大便排泄出去了，有人却误认为寒凉的药就是通便的药。服用了寒凉的药物后，大便是通了，但是中焦更寒，正气更虚，久而久之，气血元气大亏，百病由生也！

因此，看事物应该看到其本质，寒凉的药物能通便，为什么温热的药物也能通便？比如白通四逆汤、桂附理中丸、附子干姜汤，等等。一种解释是温热可以驱除寒气，体内的寒气一出，大便就通了；另一种解释是服用温热的药物后，使体内的正气足、热气足、中气足，肠传化功能正常，使气机升降正常，大便自通。

吐是怎么形成的？脾胃虚寒、脾胃虚弱的人吃了东西后消化不了，朝食暮吐，暮食朝吐。因为正常人的肠胃三四个小时就会排空，但脾胃虚弱的人十几个小时甚至时间再长也排不空，因为胃内通降失调，水谷潴留。向下排，"路"太远，得经过小肠、大肠等，正气不足以推动。所以胃里的东西不能通降的时候就会吐，吐完了就感觉一身清爽。所以笔者认为吐根本不是病，不能止吐。

人为什么出汗？正常人都出汗，活动或运动后出汗增多。随着汗出，热和寒均往外散，因此当感受风寒的时候就要出汗。

那么为什么有的人吃饭时也会大汗淋漓呢？因为他的体内存有邪气，这种邪气不是吃饭时外感的，而是身体里边的伏邪，也就是这个人的身体里边一直存有寒气。当饭菜刚进入体内，还没等到腐熟，汗就马上出来了，但是为什么人吃冷饭时不会出现这种情况？因为吃热饭时，热饭的热气、热能振奋了阳气、正气，这时出的汗叫驱邪，说明体内有沉寒痼冷，寒邪没有祛尽，所以才会出汗。因此，无形的寒邪进入体内，必须借助有形的东西才能出来，或者是汗，或者是咳，或者是吐，或者是泄，或者是疹等。

因此，出汗没有必要止汗，但是有的人汗出如洗怎么办？像笔者亲历的一位患者，手背出汗，屡擦不止，用山萸肉、麻黄根等不起作用，最后用温中温阳重剂，阳气一足，水升火降，气机条达，汗自然而止。

所以，汗、吐、泄、疹都是寒邪外出的表现，不能算病，是身体的一个反应，这时用温中温阳的方法去调理就合适。

八　免疫力与胃气有关

二三十岁的小伙子、大姑娘正气足、元气足，免疫力大多比较强；体质弱的老人免疫力大多比较差。笔者认为免疫力是指人的气血、正气，人只有正气足、气血足、胃气足的时候，免疫力才强。当一个人胃气亏虚，正气、元气大亏的时候免疫力就比较弱了。当免疫力与气血、胃气联系在一起的时候，才知道怎样去调节免疫力。

在生活中我们经常会遇到这样的情况，一个人得病的时候，另一个人会假装很懂地说，"因为你免疫力差才得了这个病"，甚至给病人推荐白蛋白、球蛋白、小牛胸腺肽等来提高他的免疫力。表面上看，这些药物对提高免疫力的确有效，但是一旦停用也就没了效果，这就相当于自己不去赚钱，天天从外面借钱过日子一样，能借着钱的时候，生活还能过得去，有一天借不着钱的时候，自己又无能力赚钱，生活的困境就会依然如故。一个人如果胃气旺盛、气血旺盛，相当于自己就能赚钱，自身免疫力就足够，因此，凡事皆需知其根本，方能无忧。

人的正常体温是 37℃ 左右，身体好的人体温是在这个温度附近的。体温代表身体内阳气的充盈程度和功能状态，人体腋下正常体温是 36.8℃ 左右。日本养生专家石原结实博士，将中医理论与现代医学相结合，得出一些很值得研究的成果。研究称：50 年前，孩子平均体温都在 37℃ 左右，成人平均体温都在 36.5℃ ~ 36.8℃ 之间，而这 50 年中，人们的生活习惯和生活状态变化很大，贪凉饮冷、暴饮暴食、过度夜生活等，导致元气损伤、正气损伤，使得人们的平均体温降低了近 1℃。

有研究表明，人的体温降低 1℃，免疫力会降低 30% 以上，相反，如果在正常体温基础上体温提高 1℃，免疫力会相应增强。体温低代表机体寒冷，体内阳气不足或者阳气功能状态不活跃。正如中医学认为"气血遇热则行，遇寒则凝。"

从现代医学角度来看，体温低则血液循环慢，而血液是给人体带来营养、带走"垃圾"的载体。笔者认为，血液循环慢了，带来营养速度变慢，就会加速机体组织的衰老；而带走垃圾的速度慢了，体内毒素代谢不掉，沉积以后引起自身中毒。诺贝尔医学奖得主梅尼契诃夫说："疾病和衰老的根本原因就是自身中毒。"自身中毒带来的危害是：当毒素进入血液，侵袭脏腑器官就会造成器官的衰退加速，百病由生。

一些风湿、类风湿疾病活动期的患者，体温都非常低，身体寒凉得厉害，三伏天也得穿上厚衣服。现在人的体温在 36.1℃ 或 36.2℃ 都算正常体温了，甚至有些人的体温在 35℃ 以下，笔者认为：这样的人基本快得病了，甚至快得癌症了，因为他的身体太凉，寒凝血瘀。如果人的体温能维持在 36.7℃～36.9℃，身体会很健康，不容易得病。因此，从体温上就可以断定人有病没病。

日本发现"杀癌"的方法原来就是一个词：体温！石原结实提出"癌细胞怕热"的观点，他认为，现代医学已非常进步，医师也愈来愈多，癌症却依然有增无减，其中一个很大的因素是现代人普遍体温偏低，因为人体体温降至 35℃ 时，正是癌细胞繁殖最活跃的时候，反之，当体温达到 39.6℃ 以上时，癌细胞的复制就会受到抑制。

哈佛大学帕凡巴伽同博士曾用了 10 年进行跟踪调查显示，通过运动每周消耗 2000 千卡热量的人死亡率低。以"一日步行一万步"为标准，步行一万步大概消耗 300 千卡热量，一周正好相当于 2000 千卡热量。所以，不能坚持或者借口没有时间去锻炼的人们，能不开车就别开车，能步行就一定要步行——因为它在帮助你提高体温，帮助你与衰老和疾病抗争。

所以，笔者认为要想调节人的免疫系统，就是扶正气、扶元气，正气、元气来自中焦脾胃，只有温热时才能提高免疫力，才能提高正气、元气。

九　健康的孩子才有好成绩

很多脑血管病、老年病都与脑髓有关，比如阿尔茨海默病，一般认为没有办法治愈，但是中医可以在一定程度上缓解症状。首先要知道脑髓是怎么回事，脑髓从哪来？比如一个人还是小孩子的时候，脑瓜、脑髓就那么大，随着成长、发育，二三十年后，脑髓达到正常人的水准，这二三十年来，每天伴随着他的是一日三餐、五谷杂粮，因此脑髓的成长、发育受胃气操控，依靠胃气给它营养，才能发育正常，如果人的胃气没有营养，它就会萎缩，就会出现痴呆。

所以，笔者认为脑血管病、阿尔茨海默病、脑萎缩等都与胃气有关，要用温中的方法去治，如果单纯去治脑效果不佳，像西医用的脑蛋白水解液、胞二磷胆碱、吡拉西坦等药物虽然有一定效果，但是无法治本，因为脑细胞所需的是气血的营养，不是靠人为补充的营养。

一个 21 岁的小孩，考大学三年没考上，父母离异，和母亲相依为命，这个孩子非常懂事，感觉妈妈不容易，所以拼命地学，晚上学到凌晨一两点，白天迷迷糊糊地继续学，并且他还有乙肝病史。从家里骑自行车到学校仅十分钟的路程却坚持不下来，妈妈给他四处求医问药没有效果。

笔者见到患者时，他没有精神，脸色灰黄，舌体胖大有齿痕，舌苔水滑，可知其中焦虚寒；他又有乙肝病史，见肝之病，知肝传脾，所有的症状都指向中焦。笔者给他开了 90 克附子、90 克干姜、30 克肉桂、30 克炙甘草的基础方，另外让他注意休息，这样服用调理了半个月，这孩子的精神体力都开始好转了。

一天，患者妈妈找到我，开玩笑似的问："董大夫，我们孩子高考考了三年都没考上大学，你能不能给加两副药，让我们孩子今年能考个二本？"我也知道她是开玩笑，但我告诉她，"回家后把附子、干姜加到 120 克，再继续吃 3 个月。"这位妈妈很听话，真让这个孩子继续吃了 3 个月的药，巧合的是，那年这位考了三年没考上大学的孩子居然真的考上了二本。

假设这副药对孩子考大学起了一定作用的话，我们就来想一想这是什么机理？笔者认为，改革开放以后我们的生活好起来了，啤酒、饮料、西瓜、雪糕等寒性、凉性食物随手可得，从父母那一辈开始就经常吃，吃得肚子冰凉；孩子出生后肚子也是冰凉的，消化吸收弱，气血不足；孩子进了学校后，学校抓的是教育不抓身体，所以孩子消化仍无改善，导致伤中败胃，中气一败，正气一败，大脑得不到充足的营养，孩子上课时没精神，走神溜号，甚至心理逆反，不爱学习。

笔者认为对于学习不好的孩子，父母们不应该一味地去责罚，应该去想想孩子的健康问题，如果孩子的胃气保护得好，消化吸收就好，气血就足，大脑得到充足的气血营养后，脑细胞被充分激活，孩子才会记忆力强，思维敏捷，注意力集中，孩子们才有条件、有能力真正地投入到学习中。因此，孩子的成绩与孩子的健康是有关系的，做父母的应该学会帮助孩子管理健康、调理身心，之后才能取得好成绩。

十 病机病理辨证分析的思维

咽喉不利

咽喉不利的治疗应先别内外，再辨阴阳，属于外感者，用六经辨证，属于内伤者判定阴阳寒热虚实，这是总纲。

咽痛者，咽痒者，均属于咽喉不利，可从以下几个方面进行分析：

1. 咽喉不利伴有发热者，多数是感受寒邪所致。外感寒邪，首犯太阳，太阳主表，表受寒气，表闭，内热不得充分发散，积热，火性炎上，可有咽喉疼痛之证；

2．阳虚之人感受寒邪，寒邪直中少阴，足少阴肾经循咽，连舌本，散舌下，所以寒侵少阴，亦可出现咽痛；

3．寒从内生。中医讲究辨证，从阴阳的角度来看，寒热互依，没有寒就没有热，所以《内经》说，"热病皆伤寒之类"，人们图一时之快，贪凉，贪凉之人表闭、伤阳，阳伤则阴盛，龙火上冲，所以也会咽痛。

4．在阴阳的辨证上，可参考郑钦安的阴阳之变，咽痛伴随阴虚症状，就是阴虚咽痛，热证。如果咽痛伴随阳虚的症状，不用怀疑，就是阳虚咽痛无疑，直接温补真阳，则咽痛可解。

5．从气机的角度来分析，寒邪侵袭肌表，表气被闭，气机不得宣发，地气不升，天气不降，郁而为热，蒸于咽喉，所以咽痛，会伴有发热。因为表郁，少阴受寒，寒气阻滞气机，气机郁滞，阻于咽喉，所以咽痛。还有一种解释，是寒侵少阴，正气奋起抗邪，邪在咽喉，正气也会在咽喉蓄积抗邪，所以产生郁热，也会咽痛。而真火龙火上炎所致的咽痛，更是因为寒热上下不相交通，升降失常。

笔者认为，咽喉不利，咽痒，都是寒邪侵袭所致，或是肺，或是肾，或是脾胃，人体有六条经脉过咽喉，然而从一气、元气、太和之气的角度来说，就是属于升降失常，郁结所致。

腰椎间盘突出

某女，63岁，腰椎间盘突出，双腿麻痹，没知觉，小腿皮肤像树皮一样粗糙，双腿冰冷，患病已有10年，生病之初曾治疗6个月，变成双脚麻木且冰冷。用古中医思想来分析一下，看看是否有道理。

1. 病在骨，肾主骨，所以腰椎间盘突出归结于肾，当肾气虚，肾阳虚的时候，肾主骨的能力减弱，于是才会形成骨的病变。

2. 脾主四肢，肺主皮毛，所以小腿皮肤像树皮，可以责之于脾肺气虚，或是阳虚，化生气血的能力减弱，于是营养四肢皮肤的能力减弱，"十年"这个时间很久，所以肌肤长期失养；脾阳不足，气血不能达于四末，所以双脚冰冷。

3. 气虚则麻，血虚则木，双腿麻痹，气血不足，不能荣养，阳虚气血寒凝瘀滞，血脉不通。

4. 女，63岁，这个年龄也是气血虚弱衰竭的标志，"女子七七，天癸竭"。

5. 治疗6个月后，变成双脚没感觉，而且冰冷。如果正确的治疗，6个月已经好得差不多了，我们不知道处方，所以无法判定。

综上所述，笔者认为此案，其病在骨，涉及肺脾肾等脏，其根源在于正气不足。脾胃是气血化生之源，脾胃属土，只有温热才能化生，寒凉则影响化生，所以推断此人必然多年前就存在脾胃不好，怕凉，运化失常等。如果以上分析有道理，那么治疗就简单了，温补脾肾，顾及先后天二本，用温热药，注重后天生化，减少克伐，注意忌口，调畅心情，不日可愈。

分析得很多，其实很简单，脾肾阳虚而已。身体的任何一个症状，都包含着疾病的本质，包括脉象，如果通过某一个点，看到了真正的病机，其他的症状都可以忽略不计，这就是舍证从脉或是舍脉从证。明理之后，治疗方法，遣方用药，近期远期疗效，尽在掌握之中！

学思践悟

❖ 正常人，水升火降，气机条达，没有高血压。当贪凉饮冷、暴饮暴食，血管热胀冷缩，血管变细，压力升高，就形成了高血压。笔者认为高血压患者如果不吃降压药，反而轻易不会得心脑血管病，不会得心肌梗死、脑梗死。

❖ 高血压患者体内的寒如果不祛，血压根本降不下来。

❖ 炎症引起咳嗽，但是咳嗽并不一定是有炎症，所以很多人一咳嗽就会习惯性地去吃抗生素、止咳药，这是一个非常大的错误。

❖ 风湿、类风湿、痛风、痛经等，这些痛都是身体在自我修复、自我调整，它们都是身体的一种反应，是身体的一种语言，身体以疼痛的形式表达："我体寒，我宫寒，我痛。"所以这时应该去治寒而不是去治痛，可现在的人们却服用止痛、镇痛药物，结果止痛 30 年，就痛经 30 年、体寒30 年、寒凝血瘀 30 年，甚至严重者引发癌症病变。所以，无论是医生还是患者，如果不善于读懂身体的语言，很多病治不了，甚至酿成大祸。

❖ 身体的任何一个症状，都包含着疾病的本质，如果从任何一个点看到了真正的病机，其他的症状都可以忽略不计。

❖ 为医者万万不可轻易给患者使用具有升散、耗散特性的药物。

附：

疑难病病理与治法参考表

病名	病因病理	治法
2型糖尿病	胰岛的问题，不能正常分泌胰岛素，如果仅降血糖，没有恢复胰岛功能，等于没治病。	通过温中养血，胰岛功能自能恢复。
高血压	寒凝血瘀、气滞不通、血管收缩、阻滞气机是导致高血压的原因。	通过温中散寒，寒湿去，阻滞消，血压平稳。
冠心病	中气不足，动力不足，心脏收缩能力差，于是寒凝血瘀，心脉痹阻而成。	气旺血足，凝瘀自化。
癌症	免疫功能差、寒凝血瘀、正气不足是其根本	温中温阳，气旺血足，免疫力增强，自我免疫，自我治疗，并非杀灭。
哮喘	中焦寒凝血瘀，阻滞气机，喘息无根	温中温阳，开中焦，调升降，肾自能纳气
各种肾病	寒凝血瘀，经脉失养，肾气不足	中气、胃气充养肾气，温中温阳升提有力，升阳自然病愈。
红斑狼疮	气血不足，寒凝血瘀，累及多脏腑，寒湿出于肌表	温中回阳，中气足，收摄自如，病自愈。
风湿、类风湿	四肢关节病，中焦受寒是本，脾主四肢	温中温脾，调和气血，增强免疫力
外感发热	正气不足，又感外邪	温中扶阳，正气存内，邪不可干
咳嗽	风寒闭肺，痰湿内阻	正气存内，邪不可干，通过温阳扶正治本，不可止咳，因为咳嗽是身体在进行自我修复。

注：五脏六腑之病，并非在五脏，气血来自脾胃，来自水谷，所以"土生万物""有胃气则生"。

后记

学中医要从认识上进行突破

在人类历史长河中，中华文化灿若星云。中医学作为中华 5000 年传统文化的组成部分，其独特的基础理论体系在 2000 多年前已具雏形。健康，是每个人最根本的利益，也是家庭与社会和谐的基础。古往今来，人们向中医寻求养生之道，向中医探究济世之方。很多人喜欢中医，想学习中医，但又叹其博大精深、无从下手，或陷于众说纷纭、学派之争，难得其法，面对一些疑难杂症一筹莫展。为什么？其实不是中医出了问题，而是我们对中医的认识出了问题！我们对中医的理解出了问题！我们对中医的运用出了问题！

中医的发展脉络清晰可鉴

自古以来，中医学在长期的临证实践中积累了丰富的诊疗经验和独特的治疗方法，并产生了近万种医药书籍，建立了一系列医事管理和医学教育制度。受不同历史时期的政治、经济、文化、哲学思想、科学技术以及医疗中的新问题的影响，中国传统医学的发展有着独特的经历和内在规律。

对中医学的追溯可以从远古时期"神农尝百草"的故事开始，这也是中华文化中有关中医学最早的记载。到了公元前 2070 年至公元前 770 年的夏商西周时期，便出现了砭石、骨针，灸法、熨法、巫医，此时医学分科为食医、疾医、疡医、兽医，医事制度也开始推行。

公元前 770 年至公元前 221 年的春秋战国时期，《黄帝内经》问世，并且出现了医和、医缓、长桑君、扁鹊等名医，其中扁鹊创立了中医学的脉诊，开启了中医学的先河。

公元前 221 年至公元 280 年的秦汉三国时期，淳于意创建了病历，张仲景著《伤寒杂病论》，华佗发明了麻沸散、剖腹术，第一部药物典籍《神农本草经》面世。

公元 280 年至公元 970 年的晋唐时期，王叔和发展了《脉经》，皇甫谧著《针灸甲乙经》，葛洪著《肘后方》，陶弘景著《神农本草经集注》，巢元方著《诸病源候论》，孙思邈著《千金要方》《千金翼方》，王焘著《外台秘要》。

公元 960 年至公元 1368 年的两宋金元时期，钱乙著《小儿药证直诀》，陈自明著《妇人大全良方》，王惟一制作出了针灸铜人，并著有《铜人腧穴针灸图经》，擅长正骨的危亦林著《世医得效方》。同时这一时期开始有了学派之分，刘完素是寒凉学派的代表人物，张子和是攻邪学派的代表人物，李东垣是补土学派的代表人物，朱震亨是滋阴学派的代表人物。

公元 1368 年至公元 1644 年的明代，李时珍著《本草纲目》，吴有性著《温疫论》，这一时期还出现了戴思恭、薛己、张景岳等名医。

公元 1644 年至公元 1911 年的清代，叶天士著《温热论》，薛生白著《湿热条辨》，吴瑭著《温病条辨》，王清任著《医林改错》，这个时期还出现了张路玉、喻嘉言、吴谦等清初三大家。

通过上述中医历史的演进过程我们看到，中医的发展有章可循，虽然从金元四大家开始出现了各大学派，比如伤寒学派、寒凉学派、补土学派、攻邪学派、滋阴学派、温补学派、温病学派等等，但都是循章发展而来，或者是对某一方面的精专研究，才使中医内容体系丰富多彩，百家争鸣，在笔者看来，这并非坏事。

人的天赋寿命是 120 岁

自古以来，人们都在寻求着养生之道、长寿之方，其实早在两千多年前，《素问·上古天真论》已经说得很清楚："昔在黄帝，生而神灵，弱而能言，幼而徇齐，长而敦敏，成而登天。乃问于天师曰：余闻上古之人，春秋皆度百岁，而动作不衰；今时之人，年半百而动作皆衰者，时世异耶，人将失之耶。"

"岐伯对曰：上古之人，其知道者，法于阴阳，和于术数，食饮有节，起居有常，不妄作劳，故能形与神俱，而尽终其天年，度百岁乃去。今时之人不然也，以酒为浆，以妄为常，醉以入房，以欲竭其精，以耗散其真，不知持满，不时御神，务快其心，逆于生乐，起居无节，故半百而衰也。"

司马迁《五帝本纪》记载，黄帝为少典之子，姓公孙名轩辕，取代神农氏登上帝位后，在位100年；颛顼在位78年；帝喾在位70年，尧在位98年，由此可以推算出，这些上古圣人的寿命皆在百岁以上。

今时也不乏百岁老人，中国老年学学会于2014年曾在北京公布出一份统计数据，截至当年6月30日，全国（不包括港、澳、台地区）健在的百岁老人达到58789人，其中年龄最大的是128岁。

古代养生家、医家认为人的自然寿命"在百岁到百二十岁之间"，即人的天赋年寿是120岁，也就是人们说的"天年"。所以《素问·上古天真论》说："尽终其天年，度百岁乃去。"《尚书·洪范篇》也说："寿、百二十岁也。"《养身论》亦说："上寿百二十，古今所同。"德国著名学者H．弗兰克在1971年提出："如果一个人既未患过疾病，又未遭到外源性因素的不良作用，则单纯性高龄衰老要到120岁才出现生理性死亡。"事实上，120岁的天年期限与一般的长寿调查资料相符，而且自古至今超过这一生理极限的例子也是不少的。

既然人的自然寿命应该是"百二十岁"，为何同样的地区，同样的环境，同样的条件下，人与人之间的寿命差距却如此之大？尤其今时之人中，很多正值壮年的人竟会患上疑难杂症不治而亡，究其原因，是人们对寿命与健康意识的淡漠。在大多数人看来"人活七十古来稀"，认为人活到七八十岁便是高寿，其实这与人的天年比起来才刚过一半而已。

　　而人若想达到天年，很重要的一个条件是"未患过疾病，又未遭到外源性因素的不良作用"。也就是不生病。这在很多人看来是不可能的，是难以把握的。其实，如果明白了生命的规律，认识了人体的特性，便可以找到把握的方法，而且古人已经将这些方法给我们讲述得很清楚，"法于阴阳，和于术数，食饮有节，起居有常，不妄作劳，故能形与神俱，而尽终其天年。"反之，"以酒为浆，以妄为常，醉以入房，以欲竭其精，以耗散其真，不知持满，不时御神，务快其心，逆于生乐，起居无节，故半百而衰。"

　　中医的伟大就在于中医不是在治疗结果，而是在调理过程，通过对过程的干预，改变结果的轨迹。笔者认为中医的职责不单纯是为人治病，更要为人保命。所以"上医治未病，中医治欲病，下医治已病"。

　　但是，不是谁都有条件请一位专职保健中医师的，怎么办？那就让自己成为一名懂中医的人！

中医讲的是生活中最朴素的道理

　　在很多人看来，中医学博大精深，究竟精深在何处却说不上来，因此停止对中医学习和探索的脚步。其实中医学讲的是自然、生活与人体对应的最朴素的道理。换言之，它是古人通过感受自然、观察生活，认识到的人体与自然、生活之间的联系和相互影响，以及人体受这些影响产生的各种变化，并且针对这些变化产生相应的处理方法。

所以，为什么《黄帝内经》被称为经典，被尊为"医源"？因为它看到什么就写什么，是什么样就描述成什么样，看到圆就画个圆，看到方就画个方。比如，"何谓津"？"腠理发泄，汗出溱溱，是谓津"。"何谓液"？"谷入，气满淖泽，注于骨，骨属屈伸、泄泽，补益脑髓，皮肤润泽，是谓液"。"何谓气"？"上焦开，发宣五谷味，熏肤、充身、泽毛，若雾露之溉，是谓气"。"何谓神"？"血气者，人之神"，等等。

《黄帝内经》是从人们的生产生活实践中来的。所以生产生活实践就是医源！那么我们能不能像古人一样，将中医文献上的内容从生产生活实践中再总结一遍，用生活中的公理、自然的规律、生命的规律再佐证一遍？这样我们才能发现中医的独特魅力。

怎样从生活中佐证？我们都做过菜，做菜时用的葱、姜、蒜、辣椒、五香面、十三香等，不仅仅是用来调味的，还都是辛温的良药。老祖宗为什么要选辛温的药作为做菜时的佐料让我们天天吃？因为它们开胃、助消化、助吸收。因为温热的药物进入人的脾胃，可以暖脾胃，像阳光一样，像一团火一样，让人的脾土胃土暖起来，土一暖，消化吸收好，正气、元气就上来了，病不治自愈。

这就是老祖宗的聪明之处，为什么石膏和大黄有通便清热的功效，却不让人天天吃？是因为这些药物有伤中败胃的可能。所以笔者认为温热的药物可以久服，越吃胃气越足，能吃能睡，身体就不会有大问题。不吃不睡，病机难调，这是公理。

　　再从体温上进行佐证。西医、中医都会给病人测量体温，人体体温分为口温、腋温、肛温，其中肛温的温度最高，为什么？笔者认为，这是因为肛温代表胃肠道的温度。为什么胃肠道的温度最高？这是人体的自然环境，人吃的五谷进入人的胃肠道，在温热的环境下腐熟，腐熟得越充分，运化得越充分，人才越有营养、越健康、越长寿。

　　现在的人不懂这个道理，肆意地破坏胃肠道的温度，很多人啤酒、饮料天天喝，穿的也少，即使在北方寒冷的秋冬季节，很多年轻人为了美也仅穿着单衣。还有很多小姑娘，刚到春天，春寒料峭，大腿、肚脐就露出来了，女孩的肚子有孕育胎儿的功能，但是天天把肚子冻的冰凉冰凉的，像塞北冰雪覆盖的大地一样，什么样的种子能在这样的土地上生根发芽，发育成小苗呢？现在的女孩不孕不育的特别多，原因之一就是土寒不生。所以，笔者认为胃肠道的热才是人体的自然环境。

　　再从造字上进行佐证。笔者认为："病"字，"疒"上的两点水代表着寒凉、冰冷、凛冽，都是凉的，上面的一点水代表着风寒邪气，横和撇是阻挡这些风寒邪气的屏障，这些风寒邪气侵袭的是"疒"里面的"丙"，有人说"丙"是表音，"丙"不但表音，还表意。丙丁属火，丙是小肠火，丁是心火，"丙"代表的是肠道，风寒邪气侵犯了人的肠道，使人的肠道出了问题，人才会得病。中医和生活全都是吻合的。因此，生活才是中医的根，才是中医之源。

　　但很多人总是拘泥于古人的东西，生搬硬套。有人说，《伤寒论》

中用药的剂量都与河图洛书有关，所以应该用河图洛书来解释中医。有关吗？笔者认为，或许有关。或者张仲景当时就是那么想的，用河图洛书之数对应剂量，但是不这样对应，其药就无效了吗？依然有效。就像人吃饭的时候为什么不按着河图洛书来吃？如果数能治病，吃饭的时候就吃数，三和八东方之数，吃三碗舒肝，吃八碗也舒肝，吃3个水果也可以舒肝，吃九个水果就可以补金了，何必再用药呢？人们固守古人的东西不变通，这是后学者在中医认识上的最大的缺点之一。

学中医不能被名词概念迷惑

学中医难，难在记录中医的语言上。中医的概念很多，语言非常复杂，让我们理解起来很困难。比如，黄帝曰："余闻人有精、气、津、液、血、脉，余意以为一气耳，今乃辨为六名，余不知其所以然。"意思是黄帝问岐伯，我听说人有精、气、津、液、血、脉，我认为这就是"一气"，为什么现在分出六个名称呢？我不知道这是为什么。笔者认为，就像人的中气、正气、元气、真气、阳气，归结到一个名上叫"胃气"。虽然名称不同，说的都是一个东西。就像一个人，在这里称为总经理，在那里称为总监，在另一个地方又换成了不同的身份名称，但都是这一个人。因为古人写作，没有现代人的条件，没有手机等通讯设备，相互沟通不方便，只能按着个人的理解去写，虽然写的是一个东西，但名称各有不同。如果我们不能认识到这个问题，在学习中就会被名称误导、迷惑。

　　另外，中医学说比较多，比如阴阳学说、五行学说、藏象学说、病因学说、病机学说，等等。宇宙星辰、江河湖海、自然风物、人体脏腑，延阔无极，包罗万象，这让学习者无从下手。其实只要我们明白这些皆是中医为了阐述人体与自然的关系，而使用的"取象比类"的方法，一切就可以清晰明了。

　　当然在很多问题上由于古人的认识范畴有限，所以对于很多问题无法讲透，比如历代医家注重中气、注重扶阳、注重中土，但是很多观点都没有点破、没有说破，后学者也鲜有质疑。比如阴虚，没有人对阴虚提出质疑或怀疑。何为阴虚？笔者认为阴阳本应是平衡的，但是阴不治阳时，就会出现阴亏火旺，舌红、午后潮热、手足心热、人乏力没精神，或者人有精神，但是大便干、小便黄，这就是阴虚。既然定位阴虚，就要滋阴，补阴血，于是开始使用沙参、玉竹、麦冬、石斛，六味地黄汤等药物，没有人去怀疑阴虚到底有没有错。人身体的阴是什么？人体的阴是怎么生成的？人体的阴必需要靠外界来补吗？人体的阴包括血液、津液，所以阴虚是指津液不足或者血液不足。很多人口干舌燥、口渴、津液不足时就去滋阴，笔者认为，这是不对的。人的胃是水谷之海，多大的火可以把海水烧干呢？所以人体的阴是充足的，也就无需滋阴，其调控点实际在脾胃、在中焦，把这些问题思考清楚后，才知道怎样去补阴。

　　笔者研究中医的方法与别人不一样，笔者原来也是学院派，也是从背书开始的，如中医基础、方剂、诊断、药学，这是四个基本学科，内外科、骨伤、皮肤等，再到经典，倒背如流，最后在临床上不会辨证、不会治病。

笔者认为，千百年来，很多中医在思考理论甚至传说中绕来绕去，根本没有落到实处。如果把中医真正回归到古时候的中医，回归到孕育中医的生活上去，中医才能尽显其能。

学习中医的一个有效方法是首先对中医涉及的概念和名称要统一认识。比如何谓阴阳？何谓五行？何谓气血？何谓心神？心火上炎，不降火，火能下去吗？肾水是水吗？肾精亏虚，是水亏吗？心脏病的根本病因在心脏吗？肾病的病因在哪里？如何补肾？哮喘肾不纳气，调控点在肾吗？肝胆病为什么治脾？咳、吐、汗、泄、疹、痛是病吗？高血压、高血糖、高血脂是怎么形成的？治病求本，本是什么？诸如此类。

只有把中医的基本概念理顺，统一认识，然后用这些理论分析各家学派最基本的学术内容，再用临床疗效去见证，便找到学医的法门。

另外，学习中医需要删繁化简，因为中医学的概念中并不是全都有实际意义，比如郑钦安提出的"太和之气"，简言之就是人体中所有的气杂合在一起就是太和之气。那么，人体中已经有肾气、肝气、元气、宗气、营气、卫气、胃气、中气，为什么郑钦安又提出了一个"太和之气"呢？笔者认为这是我们的祖师爷为了防止有人攻击他，比如有人会说"有胃气则生，无胃气则死"不对，捂住鼻子几分钟人就憋死了，因此呼吸之气最重要，于是郑钦安提出"太和之气"，无论什么气，包括呼吸之气都在里面了，看谁还能提出异议？而笔者认为，"太和之气"的提法是没有什么实际意义的。能够辨明这些，学习中医就简单了。

懂得温中扶正便抓住中医根本

东汉名医张仲景编写了一本医学名著《伤寒杂病论》，后人选取其中的外感热病部分，重新编成《伤寒论》。该书重点论述人体伤寒以后产生的一系列病理变化，以及如何进行辨证治疗的方法。其中，张仲景把病症分为太阳、阳明、少阳、太阴、厥阴、少阴六种，合称为"六经"。六经始于太阳，终于厥阴。六经分布在手足的不同位置，又可分为十二经。《灵枢·百病始生》曰："六经不通，四肢节痛，腰脊乃强。"

《伤寒论》采用的是六经辨证的方式，那么太阳病是什么样，有什么变化；阳明病是什么样，有什么变化；少阳、太阴、少阴、厥阴病是什么症状，有什么变化，我们常规的思维都会按照六经的方法去辨证，这是一个效率很低的学习"六经"的方法，下面笔者讲一种新的学习思维。

笔者认为人身体的"六经"就像六个人，这六个人各不相同，各有各的表现，太阳有太阳的表现，阳明有阳明的表现，少阳与少阳的表现等等，不管各个表现有何差异，最终结果决定于气血。六经气血旺盛，阳气充足，六经功能正常，没有病变。如果六经的气血不足，太阳有太阳经的反应，即防御能力差，出现发热；阳明有阳明经的反应，即便秘等。究其原因还是正气不能存内，邪气才能发作。明白这个道理后，我们就知道《伤寒论》397 法、113 方，最终通过一个胃气就可以将其操控，因此有病时我们不用去治六经，而是去治胃气、治中气，让你的正气存于内，六经病自然而解。

《伤寒论》里讲了太阳病、阳明病、少阳病、太阴病等所有病症的治疗方法后，最后在 364 条时说，"下利清谷，不可攻表，汗出必胀满。"下利清谷导致中焦虚寒，这个时候有表证但不可以攻表，攻表就是发汗，因为如果强行发汗，汗出必然腹胀，腹胀则气机不畅，胃气就不能降。接着第 372 条说，"下利，腹胀，身疼痛。"怎么治？"先温其里，后治其表，温里宜四逆，救表宜桂枝汤。"

而《伤寒论》中提出的疾病的"三阴三阳"，即太阳、阳明、少阳、太阴、少阴、厥阴。其中，厥阴篇只有四条（第 326、327、328、329 条）明文提到厥阴病，且仅有证候，并未明示治疗方证，显得异常神秘。厥阴病其表现为一会儿寒，一会儿热，或者寒三天、热两天，寒热虚实错杂，所以都感觉厥阴经这块很难懂，很难用药，笔者认为其实厥阴经这块也并不难，同样用温中的方法，用白通四逆汤就可以搞定厥阴病。

因此，学习"六经"如果从邪气入手，从病变入手，"六经"各有症型，各有变化，很难操控。如果从正气入手，"六经"就不会那么错综复杂，便可把握，可操控。"温其里"，就是扶正，"先温其里"，就是先扶正气，正气就是胃气，所以如果从胃气的角度来看"六经"就变得非常简单，这也是扶阳中土论即中气决定论的核心。

中医讲，"治病求本"，本是什么？人体的本在脾胃，治疗的本在顾护人的脾胃之气，即胃气。人体所有症状，病因病机的变化都和胃气有关。有胃气则生，无胃气则死，胃气决定生死。中医不是攻邪的，中医是扶正的。所以，笔者认为人们常说"人活一口气"，这口气就是胃气。

因此，扶阳中土论即中气决定论是有根的、是有源的、是有灵魂的，其核心就是对胃气的认识。中医所有的名词概念，所有的病因病机都离不开胃气，都是胃气变化产生一系列的变化，当我们心中有这根弦的时候才能读懂中医。

本书所有内容讲述下来归结为两个字——胃气；治疗方法总结下来也是两个字——温中。